歯科医院経営
実践マニュアル

スタッフのヤル気が
歯科医院を発展させる

デンタルクリニック会計事務所
代表税理士　山下剛史　著

医療法人　育歩会 坂井歯科医院
院長　坂井秀明　著

クインテッセンス出版株式会社　2011

Tokyo, Berlin,Chicago, London, Paris, Barcelona, Istanbul, Milano, São Paulo, Moscow, Prague, Warsaw, New Delhi, Beijing and Bukarest

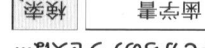

●はじめに

とびっきりの美人でもないＡＫＢ48が売れる理由《わけ》

最近、街中の至る所で「ＡＫＢ48」（天才プロデューサー秋元康が作り出した国民的アイドルグループ）を目にします。電車の吊り広告、ビルボード、週刊誌のカバー。Yahoo!のトピックには、ほぼ毎日といっていいほどＡＫＢ48の記事が載っています。

しかし、なぜこれほどまでにＡＫＢ48が取り上げられているのでしょうか。こんなことを書くと、ＡＫＢ48のファンから怒られてしまいそうですが、メンバー一人ひとりの顔をじっくり見てみてください。確かに、かわいい顔をしていますが、とびっきりの美人ではないような気がしませんか？　一日中街をぶらぶら歩けば、これくらいの人なら2～3人出くわすのではないでしょうか。

最近では、大阪（なんば）のＮＭＢ、名古屋（栄）のＳＫＥなど、同じようなグループが次々に誕生し、もう何が何だかわかりません。

では、とびっきりの美人でもないＡＫＢ48が、なぜこれほどまでに売れているのでしょうか？

それは「個」の時代から「多」の時代に入ってきたからではないか、と私は考えています。昔は「小泉今日子」「浜崎あゆみ」など、アイドルといえば1人というのがセオリーでした。しかし、最近の売れ筋はＥＸＩＬＥしかり、ＡＫＢ48しかり、ほとんどがグループ、それも多数のメンバーで構成されたチームです。たとえば、ＥＸＩＬＥでは歌を歌っているのは2人だけ、その他は踊っているだけです。もしかすると、歌っている2人以外のメンバーはものすごい音痴かもしれません。しかし、ファンはそんなことはどうでもいいのです。そんなＥＸＩＬＥが好きなのです。

かつては、1人のスターが「歌って踊れて」という能力を持っていましたが、そんな能力がなくても、それをチームでカバーできれば、結果として圧倒的な力を持つ時代になったのです。そして、トップに求められるのは、秋元さんのようなチームをプロデュースできる能力ではないでしょうか。

私は現在、全国で約100件の歯科医院さんの顧問をしておりますが、多くの先生が「人」で苦労しています。

「スタッフが思ったように動いてくれない」

「スタッフがすぐに辞める」

「いくら募集をかけても、いい歯科衛生士さんが雇えない」

など、スタッフに対してストレスを感じている先生が非常に多いのです。そして、最終的にはあきらめて、自分一人で頑張ってしまうのです。

しかし、そんな歯科医院さんが多い中、スタッフと非常にうまくやっている先生もいらっしゃいます。今回も、一緒にご執筆いただいた坂井歯科医院の坂井先生もその一人です。

私は毎月、坂井歯科医院さんにお伺いしているのですが、お伺いのたびに受付の女性が素晴らしい笑顔で出迎えてくれます。スタッフ全員が笑顔でイキイキと働いており、動きも非常にキビキビしています。もちろん、業績も毎年鰻登り。チェア台数13台、レセプト枚数も月に1500枚を超え、さらには分院も2医院となり、非常に勢いがあります。

しかし、そんな坂井先生ですら、最初からうまくいったわけではありませんでした。開業当初は、多くの先生方と同じく、スタッフにとても苦労されたそうです。現在では50名を超えるスタッフを抱えていますが、最初は先生と受付1人、歯科衛生士1人、助手1人の4人からのスタート。そこからいろいろな失敗を経験し、今の状態になったのです。

今回の本では、どのような点に注意して経営をしていけば、スタッフとよりよい関係を築くことができるのか、そして、スタッフ主導の歯科医院をつくることができるのかを、前作と同じく小説形式で書きました。小説形式にした理由は、物語を通じてよりリアルに近い体験を、臨場感とともにお伝えしたかったからです。物語はフィクションですが、基本的には坂井先生の実体験を元に作成しています。

スタッフ主導の歯科医院がつくれれば、医院経営は非常に安定します。院長一人で頑張る時代は終わりました。これからは、ＡＫＢ48のプロデューサーのように、チームをまとめ、そしてプロデュースする能力が求められます。
ぜひ本書からそれらを学び取り、スタッフ主導の歯科医院を目指してください。

平成23年９月５日

デンタルクリニック会計事務所
代表税理士　山下　剛史

●もくじ

第3章　ケアを中心とした診療システムをつくる／69

第4章　伊坂歯科流スタッフの採用と教育方法／121

第5章　チェックシートでスタッフの成長度を確認する／171

●プロローグ

ラフから打ち上げた白球は、イメージどおりの美しい弧を描いて、グリーンにストンと乗った。ラッキーなことに、傾斜のおかげでコロコロとカップに近づいていく。

「ナイスショット！」

一緒に回っているメンバーが上げた声は、マナー上のものだけではないだろう。

得意げに緩んだ口元をヒクヒクさせながら、村田学は軽く手を上げて応じた。

「いやぁ、ラッキー、ラッキー」

「歯医者さんて、ゴルフも上手なんだぁ」

クラブ嬢の美香子がパチパチと拍手してくれた。最近ときどき通っているクラブ「ローズガーデン」で、現在2番人気。クリクリとよく動く大きな目が可愛らしい。

巻き髪が初夏の風にやわらかくそよいだ。

「美香子ちゃんに恥ずかしくないように、頑張って練習したからね」

「美香子のために？　嬉しい～！　でもお仕事、大丈夫ですかぁ？」

もちろん大丈夫。大、大、大丈夫だ。村田は白い歯を見せてニッコリ微笑み返した。

ゴルフには人間性が出るというが、先ほどのショットは、まるで自分の人生そのものを象徴した一打だ。

3年前、村田歯科医院は雪だるま式に増えていく赤字に歯止めをかけることができず、「このままでは廃業?」というピンチにまで追い込まれた。だがそのどん底で、冷静にしっかりリカバリーショットを打ったことで、医院は一転、黒字に転換。

1年で近隣の患者が詰めかけるようになり、予約をとるのが大変と、嬉しい苦情をいわれたほど。待合室には患者があふれ、長いときは1時間以上待たせてしまうこともあったが、最近ではスタッフが慣れてきたせいか、患者があふれることはない。すべて順風満帆。ゴルフと同じ。ちょっとしたラフにはまっても、冷静に、しっかり対処すれば、ほらこのとおり。ボールはカップまでほんの2メートル弱の場所に、コロンと転がっていた。

あがりの18番ホールだ。スリーパットで入れたら、今日の勝利は決定する。楽勝だ。

「もうOKでいいんじゃない?」そういったのは、ローズガーデンのママだ。

「まだあかん。ゴルフはなにがあるかわからへんからな」

ロータリークラブで知り合った歯科医師の浜田が、短い首を大きく横に振った。

ふだんは明るく寛容な男だが、ゴルフとなると、やたら几帳面でマイナス思考になる。これもまた、彼の人間性を表しているのかもしれない。

「わかりましたよ。入れればいいんでしょ」村田はいった。

「美香子ちゃん、見ててね〜」

ボールに歩み寄ろうとした瞬間、ふと、風を感じた。

肩越しに黒い風が吹き抜けたかと思ったら、村田のボールの横に何かがいた。

「あ、カラス！」美香子の声と同時に、カラスがボールをくわえようとした。

あわててカラスを追い払おうと振った村田のクラブは、カラスには当たらず、ボールにヒットした。先ほどまで、勝利を確信させる位置にあったボールに。

「ペナルティーやな」浜田がうれしそうに歯を見せた。

「いや、だってカラスが……」

「カラスはまだ球にさわってなかった。球を動かしたのは、村田先生や」

「わかったよ。ワンペナだから、まだツーパットで入れればいいんだろう」

ボールを置き直して、村田はアドレスに入った。２メートル弱のパットだ。目をつぶっていても入る。だが、カッカして力が入っていたのだろう。村田が軽く転がしたしたつもりのボールは脱兎のごとくグリーンを走り、カップの縁を舐めて鋭角的に角度を変えると、グリーンからバンカーへとこぼれ落ちていった。

「ホント、ゴルフはわからないですねぇ」

クスクス笑いながら、美香子がいった。

頭上では、彼女の笑い声と合唱するように、カラスがカァカァと鳴いていた。

夕方の診察からは顔を出すつもりで、村田が医院に戻ると、待合室は閑散としていた。子ども連れの女性が1人と、初老の男性がソファーで旅行雑誌を見ているだけだった。

「予約の患者さんは？」村田が訊ねると、受付の赤坂が肩をすくめた。

「今日はガラガラです、っていうか、最近かなりガラガラですね」

「そんなことないだろう。少し前、駅前に大きなマンションができてから、新規の患者さんも増えていたし」

「そうなんですけどねぇ……」

患者さんは親子連れと初老の男性だけ。やたら広く感じられる待合室に、村田は嫌な違和感を持った。

（デジャヴ？　違う。これは……）そう、3年前、赤字が巨大雪だるまに成長していたころの待合室と同じだ。だがそんなわけはない。

医院はあの改革で、完全に生まれ変わった。ケアを中心とした医院経営、患者さんを大切にするサービス業を意識した歯科医院経営が成果を上げ、患者さんで待合室があふれかえるまでになった。

（今さら後戻りすることなんて、ありえない）

ブツブツと呟きながら、白衣に着替え、診察室に入った。

「あら、院長先生、お帰りなさい」

机を拭いてくれていた歯科衛生士の中原珠紀が向き直り、ニッコリ笑みを見せた。

「ああ、ただいま」

「どうでした、スコア？」

「ほとんど勝ってたんだけど、今日はツキがなくて、負けちゃったよ」

「一度連れて行ってくださいよ。私けっこう運を持っている、っていわれるんですよ」

中原珠紀はふっくらと柔らかそうな唇の間から、白い歯をのぞかせた。

「い、いいけど」

「わあ、うれしい。じゃあ、絶対ですよ」

村田は椅子に腰を下ろした。

中原珠紀は、半年ほど前に人材紹介会社経由で雇い入れた歯科衛生士だ。歯科衛生士は売り手市場で、募集してもなかなか応募がないし、いい人材を雇うのは難しい。

そんな中、彼女は気だても明るく、仕事に熱心な、素晴らしい歯科衛生士だった。仕事の後のミーティングでも、積極的に発言するし、医院の改革についても、さまざまな意見をあげてくれる。トイレに女性用の簡単な化粧品を置くようにしたのも、彼女の発案だ。

女性の患者さんには、かなり喜ばれている、と聞いている。

整った顔立ちとほっそりとしたスタイルが魅力的で、ルックスでも医院の雰囲気を華やかにしてくれている、と村田は思っていた。

妻には、また美人だというだけでスタッフを選んだ、と非難されたが……。

「ところで、最近、患者さんが減ってない？」

村田が訊ねると、中原は首をかしげた。

「私は、以前のことをあまり知らないので、よくわからないんですけど、時期的なことじゃないですか？　ほら、2月と8月はどこの医院も売上が減るっていうじゃないですか。だから減っているように感じるだけじゃないですか？」

そういわれると、村田もよくわからなくなった。患者さんの数は減っているような気がするが、一時的なものといわれれば、そんな気もする。いや、そうに違いない。

「ありがとう。中原さんのおかげで、安心できたよ。これからも頑張ってね」

礼をいって椅子に座り直したとき、院長室のドアをノックする音が聞こえた。

「どうぞ」

「失礼します」ドアを開けて入ってきたのは歯科衛生士の蒼井佳奈だった。

ケアを中心にすえた医院改革では、柱ともいえる存在だ。あのピンチから立て直すことができたのは、生真面目に取り組んでくれた彼女がいたからこそだった。

「どうしたの？」

「私、この医院を辞めようと思うんです」

村田の脳裏に、ゴルフ場で聞いたカラスの鳴き声が蘇った。

第1章

歯科医院の危機は定量分析でキャッチできる！

院長が知らなかった医院の危機

診療が終わるとすぐに、村田は約束の喫茶店に駆けつけた。院長室は趣味のゴルフバッグなどが散乱し、ゆっくり話ができる状態ではなかったので、近くの喫茶店で話をすることにしたのだ。

奥のボックス席で、蒼井と村田の妻、真由子が待っていた。

「早かったわね」真由子がいった。

「ああ、急いできたから」

「患者さんがいないから急げたんでしょ」

「まあ、ちょっと今日は少なかったな」

「今日は?」

「いや、まあ、このところ検診シーズンが終わってからは、ちょっと少ない日が続いているかな。やっぱり波があるものなんだよ、こういうのも」

真由子の眉間に険しいしわが刻まれた。

(ヤバイ) しわの深さは殺気レベル3といったところだ。4を超えると、夕食は村田の嫌いなものばかりになり、5を超えると、出血の覚悟が必要になる。

もしかして「歯科医仲間と行く」といっておいた今日のゴルフに、クラブの女性たちと一緒だったことが、ばれてしまったのだろうか。

村田の額を冷たい汗が伝い落ちた。その汗を拭って、村田は笑みをつくった。

「それより蒼井さん、どうしちゃったの、いきなり？　びっくりするじゃない」

うつむいていた蒼井がゆっくりと顔を上げた。

「すみません。でも、今月末で辞めようと思っています」

「な、なぜ？　ずっと頑張ってくれていたのに……」

「無理だと思うんです」

「なにが、無理なんだい？」

「すみません。でも、もう頑張るのが、無理なので……」

さっぱり話が見えず、村田は混乱するだけだった。

「仕事がきつい、ってこと？　忙しすぎる？」

「いいえ。むしろ忙しさはずいぶん減っていると思います」

「じゃあ、なに？」

真由子が横から口を挟んだ。「あなた、医院の状態がわかってないでしょ」

「わかっているさ。ちゃんとうまくいっているよ。3年前に、あの危機を乗り切ってからは順調さ」

「お母さんが病気がちで、このところお手伝いできなかった私も悪かったけど、あなた、せっかく立て直した医院が、どうなっているか、ぜんぜんわかっていないわ。私も、蒼井さんとお話しして、はじめてわかったんだけど」

「なにがわかったんだよ？」

「このままじゃ、つぶれちゃうわよ」

「大げさだな、そんなわけないだろう」村田は笑みをつくった。

「だって、医院改革もうまくいって、患者さんはあんなに増えたんだぞ」

「そうね。増えたこともあったわ。でも今は減っているでしょ？」

「だからそれは……」

「どのくらい減っているの？」

「え？」

「ここ最近、少しだけ減っているというんだから、具体的にいつからどのくらい減っているか、知っているのよね？」

「ええと……先月、７月のレセプト数は２５０枚くらいだったから、去年の年末に比べると、20パーセントくらい少ないかな」

「その内訳はどうなっているの？　新規の患者さんはどのくらいで、ケアにきてくれた患者さんはどのくらい？」

「それは、わからないよ」

「今日のゴルフはいい調子だった？」

「ま、まあね」

「どうやって調子を判断したの？」

「そりゃ、スコアだよ。最後でちょっと不運なショットがあったけど、全体では、これまでのベストスコアから2打悪いだけだからね」

真由子がニッコリ笑った。

「あら、スゴイじゃない。キレイな女性と一緒だと、頑張れるのね」

「な、なにをいっているのかな。浜田先生と一緒だって、いっただろう」

「まあ、いいわ。そのお話はうちに帰ってから、じっくりしましょう。今は医院のことが大事だから」

瞳に燃え上がりかけた炎を消して、真由子は蒼井のほうに向き直った。「ゴメンね、蒼井さん。こんなの下で頑張ってもらって。で、実際のところはどうなの？」

意を決したように、蒼井が話し始めた。

「駅前に、大きな歯科クリニックができたのは、ご存じですよね？」

「パールデンタルクリニックでしょ？　たしか、大手医療法人系の」

パールデンタルクリニックは、医療法人「海山会」が経営する大規模歯科医院だ。

県内に4つの分院がある。村田歯科医院の近所に新しい分院ができたのは、半年ほど前のことだ。取引のある材料店に聞いたところでは、レーザーやマイクロスコープなど最新の診療機器を揃えているそうだ。お金がある大規模歯科医院ならではの強みだろう。

さらに夜は10時まで、土日も診療を行っている。看板もあちこちで見られる。この近所には、歯科医院といえばパールデンタルクリニックしかないのでは、と思えるほどだ。

「パールさんができて以来、新規の患者さんが減りました」

あわてて村田は口を挟んだ。

「それは仕方がないだろう。あちらは、チェアが10台もある大規模歯科医院だ。検査用の機器も最新鋭だし、CTまであるらしい。あちこちにやたらと大きな看板も立てている。そんなのが近所にできてしまったら、ある程度の患者数の減少はしかたないだろう」

蒼井がうなずいた。

「たしかにそうです。でも問題は、そんな中でもうちにきてくださった患者さんが、再度きてくれる率が、かなり落ちていることなんです」

真由子が小さくうなった。「どのくらい、減っているの?」

「統計をとっていないので、具体的な数字はわかりません。でも、どんどん減ってしまっています。最近では、むし歯や歯周病治療の後にケアのご案内をしても、アポを入れてくださる方がずいぶん減っています」

「どうせケアに長く通うなら、大きくてキレイな歯医者さんがいいってことね」

「だと思います。このままですと、またあの赤字状態に戻ってしまうのは明らかです。でも、私はどうしていいのかわかりませんし、患者さんが減っている現状を考えると、ちゃんとしたお仕事ができてないんじゃないか、ってとても心配になってしまって……」

真由子がうなずきながら、「だから辞めたい、っていうわけね」という。

「ええ。勝手いって、すみません。よくしていただいたのに」

「いいえ。謝るのは、こちらのほうよ。わかるもの、蒼井さんの気持ち。でも、ちょっとだけ待ってもらえない。この危機を乗り切るには、やっぱりまた蒼井さんの力が必要だから……」

勝手に話をすすめられて、村田は焦った。

第一、医院が危機的状態にあるなどとは感じていない。痛みもないのに、歯科医院に行ったら「あなたの歯はむし歯だらけです」といわれたようなものだ。

「大丈夫だって。目新しいものだから、あちらに流れてしまった患者さんもいるだろうけど、ちゃんとした治療さえしていれば、戻ってきてくれるよ」

「そのためには、２つの条件が必要だけど」真由子がいった。

「なんだい、それ？」

「ひとつはそれまでうちの医院がつぶれないこと。もうひとつは、患者さんにとってパールデンタルクリニックより魅力的な医院である、ということね」

「蒼井くんがいうほど、ひどい状態じゃない。大丈夫だよ」

「そうでもないわよ」

「え？」

「さっき連絡をもらってから、大急ぎでここ半年ほどの収支を見せてもらったわ。月単位の収支では、赤字がふくらむばかり。少しは蓄えがあったから、逆に危機感を感じなかったのかもしれないけど、それにしても、気づかなかったのが不思議なくらいよ。よほどゴルフで忙しかったのかしら？　一緒に行く方にいいところを見せなきゃいけないし、大変みたいね」

村田の心臓は蛇に睨まれたハムスターのように縮み上がった。

「いやぁ、うちの医院はうまくいっているとばかり思っていたから。学会とかで、留守にしすぎたかもしれないなぁ。これから頑張って立て直すよ」

「どうやって？」

「いや、どうやってって……頑張ってだよ」

「どこをどう頑張るの？」

「た、足りなかったところをちゃんとやるんだよ。そうだな、ゴルフも少し減らすし」

「足りないのはそういうことだけじゃないでしょ？」

「だったら、なにが足りないんだよ？」

「わかってないのぉ、おぬし！」いきなり真由子は村田の鼻先を指さした。

最近はまっているゲームキャラクターのモノマネだ。たしか中国の「三国志」をモデルにしたゲームだ。

「大切なのは、諸葛孔明の有名な言葉じゃよ」

「なんだよ、それ？」

クワッと目をむいた真由子は、決めゼリフとともに、村田に指を突きつけた。

「敵を知り、己を知れば、百戦危うからず！」

なるほど、敵はあのパールデンタルクリニックか。たしかに相手の内情を知れば、なにかアイデアが出せるかもしれない。

村田がそういうと、真由子の眉間に刻まれたしわがキリッと深くなり、殺気レベルが4に上がった。これで今夜は、タマネギご飯に焼きタマネギとタマネギのお刺身……村田の嫌いなタマネギのフルコースだ。

ガックリと肩を落とした村田を、真由子が睨みつけた。

「ちが～う！　基本的に大事なのは後半。〝己を知れば……〟から後じゃ」

後半というと〝己を知れば、百戦危うからず〟のことか？

己を知らない？　院長である自分が、村田歯科医院のことを知らないというのか？

「俺の医院だぞ」思わず村田は呟いた。

3年前にも、確か同じようなことをいわれて、医院改革をしたはずだ。スタッフとの関係も改善したし、自身の心の持ち方もガラッと変えたはずだ。

それでもやっぱりわかっていなかった、というわけか？

「その証拠に、ここ数ヵ月のキャッシュフローすら、把握していなかったでしょ？」

「数字がなくても、医院の状態はだいたいわかるよ、雰囲気で」

「それがダメなの。本当はやばくなってきているのが、わかっていたんじゃない、あなたも？　でもそう思いたくなかったから、無理矢理良いほうに考えていたんだと思う。ちょっと患者さんが多くきた日は、患者さんが増えている、って考えて、少ない日には、お天気が悪いからとか、そういう時期だからとか、考えるようにして。違う？」

いわれてみれば思い当たる。ほんのさっきまで、村田はそう自分に言い聞かせて不安をねじ伏せていた。

「数字が大切なのは、そういった〝解釈〟ではどうにもならないものだからなの。希望とか予測を捨てて、客観的に見るためには、数字が一番必要なのよ。変に楽天的なところがあるあなたには、とくに大事だわ」

見透かされたことがあまりに悔しかったので、とりあえずひとつだけ指摘しておくことにした。

「孫子だよ」

「え、なに？」

「〝敵を知り、己を知れば、百戦危うからず〟といったのは、真由子の好きな諸葛孔明じゃなくて、孫子だよ」

彼女の返答は、電光石火の左ジャブだった。

「知ってたわよ」

村田にとってせめてもの救いだったのは、長い付き合いで、そんな村田夫婦の応酬を見慣れている蒼井が、眉一つ動かさないことだった。

鼻を押さえて咳き込む村田を尻目に、彼女は真由子にたずねた。

「それで、どうします？」

「ＳＯＳね」

「え、またあの方にですか？」

経営改善は院長の仕事

村田が伊坂歯科医院を訪れるのは、１年半ぶりだった。３年前の改革以来、しばらくは足繁く通っていたが、医院経営が安定してからは、忙しさもあって電話やメールすらほとんどしない状態になってしまっていた。

期間が空いてしまったことが、余計に村田の足を重くさせる。できることなら会いたくない。しかし、今はそんなことをいっている余裕なんてないのだ。重い足取りで村田は伊坂歯科医院の前までやってきて、外からぼーっとガラス張りの待合室を眺めた。昼間であればおそらく患者さんであふれているが、診療が終わっていることもあり、待合室はひっそりと感じられた。村田は待合室を後にし、裏口からまっすぐに院長室に向かった。

「失礼します」恐る恐るノックして、院長室のドアを開ける。

「また転ぶとはな」角張った背中を向けたまま、伊坂秀吉がいった。

「あ、いえ、まだ転ぶというほどまでは……」

「まったく、不器用にもほどがある！」

「す、すみません」

「やっぱり体重が重すぎるんだな」

「たしかに、メタボ検診でひっかかりましたけど……」

「ん？」椅子をクルリと回して、伊坂が向き直った。

影になっていた机の上で、何かがうごめいていた。小型の二足歩行ロボットだった。

ウィーンというモーターのうなりとともに片脚を前に出し、次にもう一方の脚を出す。

さらにもう一歩進もうとしたところで、ロボットはゴロリと転倒した。

「ロボットのことだったんですか」

安心した村田が笑みを見せると、伊坂はフンッと鼻を鳴らした。

「ああ、ムラタ4号って呼んでいる」

鋭い眼差しは、3年前と変わらない。

ムラタ1号から3号までがどうなったのか……。村田は少し気になったが、伊坂の突き刺すような鋭い眼光が怖くて、思わず後ずさりした。真由子が一緒でなければ、背中を向けて、逃げ出したかもしれない。

かかとにかかった体重を戻したのは、3年前と同じく、彼女に力いっぱいお尻をつねられたからだ。この3年で、彼女の握力はさらにパワーアップしたらしく、お尻に小型のワニが食いついているのでは、と思える痛みで、村田はクラクラと前方によろけた。

「ご、ごぶさたしています、先生」

涙目になったのを伊坂に見られないよう、深々と頭を下げた。

「いいさ。便りがないのは無事な知らせ、というからな」

机の上では、ロボットが起きあがろうと奮闘していた。脚を曲げ、腕を突っ張り、身体をひねるが、バランスが悪いらしく、うまく立ち上がることができない。

モーター音だけが、虚しく部屋に響いた。

「ダメだな」

伊坂の言葉に、真由子が後ろから答えた。

「大丈夫ですよ。先生が本気で直してくれたら、絶対に歩けるようになりますって」

「いいや結局、センスの悪い奴はダメだ。人間も同じだよ」

「そこを何とかするのが、先生のすごいところじゃないですかぁ」

「おだてたってダメだ。私は忙しいんだ。ご主人だって自分の医院のことは、きっと自分でなんとかするさ」

真由子は悲しげに肩を落とした。肩から提げていたカバンの口が開き、中に入れていた箱の一部がのぞいた。箱というより、ケースと呼ぶべきだろう。古い革製のケースだ。

「そ、それはなんだ?」伊坂の顔色が変わった。

「ああ、これ、うちの祖父が使っていた、旧日本陸軍の双眼鏡なんですけど。先生こういうの、お好きかな、と思って」

伊坂ののど仏がゴクリと動いた。

「ちょ、ちょっと見せてもらっていいかな?」

「でも、先生お忙しそうだから」

「少しくらいなら、時間はある」

「本当に?」

「あ、ああ、あるとも」

「なら、いいんですけど」

　真由子が、弁当箱ほどのケースを伊坂に差し出した。そろそろと受け取ったケースを開け、中をのぞき込むなり、声を上げた。

「おお、ＫＡＩＫＯＳＨＡか！」

「そんなに珍しいものなんですかぁ？」真由子が可愛らしく訊ねる。

　村田もケースの中をのぞき込んだ。

　中に納まっていたのは、年代物らしき小型の双眼鏡だった。黒い塗装があちこち剥げ落ち、革紐は繊維状に毛羽立っている。

「大正10年にドイツ人が設計し、日本でつくられたのが、この双眼鏡だ。将校専用のクラブだけで売られていたので、ステータスの証とまでいわれたものだ」

　細い目をクワッと開いて、伊坂がいった。

「旧陸軍でも、このＫＡＩＫＯＳＨＡ製を使っていた人は少ない。かなりのレアものだよ」

「よかったら、差し上げます」

「い、いいのか？」

「どうぞ、どうぞ。うちでは誰も使いませんから。ただ祖父の……優しくて大好きだった祖父の思い出の品として、大切にしていただけのものですから」

　伊坂の頬がピクッと引きつった。しめた、という顔をして真由子が言葉を続けた。

「夫も大好きな双眼鏡なので、ときどき見にきてもいいですよね？」

「ああ、ああ、わかった、わかった！」天井を仰ぐと、伊坂はバタバタと手を振った。

「教えりゃいいんだろう」

「先生、よろしくお願いします」深々と頭を下げる真由子に合わせて、あわてて村田も頭を下げた。

「双眼鏡、好きなのか？」

伊坂に問われて、村田はギクシャクとうなずいた。「え、ええ、かなり」

「遠くを見るのは好きでも、自分の医院の状態は見えていない、というわけだ」

「そんなことはない、と思いますけど」

「では、なぜ経営が悪化した？　今回の原因はなんだ？」

「実は、パールデンタルクリニックの分院が近所にできてしまいまして」

「噂は私も知っているよ。すごいらしいな」

「ええ、レーザーはもちろん、最新のＣＴもあるし、駅の構内からうちの近所のあちこちまで、大きな看板を設置しています」

「いっそ医院を移転したらどうだ？」

いきおいよく村田はうなずいた。伊坂に会いにいくことが決まって以来、最初に思いついた解決策が、医院の移転だった。パールデンタルクリニックからは少し距離をとりながら、今までの患者さんたちが通えるような場所に医院を移すことができたら、経営を立て直すことができるのでは、と考えたのだ。

村田の反応に、伊坂はフンッと鼻を鳴らした。机の上でもがいていたロボットを助け起こし、立たせた。

「このロボット、台風がきたら転ぶと思うか？」

「え？」

ロボットは先ほどと同じように、恐ろしく不器用な足どりで、前に進もうとしていた。

「転ぶと思うよな」

「たぶん」

「じゃあ、台風がこなかったらどうだ？」

村田はうつむいた。「それでも……転ぶと思います」

「村田歯科医院は、このムラタ4号と同じだよ」

伊坂の言葉どおり、ロボットはまた転んだ。

立ち上がることができず、また机の上でもがき始めた。

「ムラタ4号には、自分で自分の動きを記憶し、判断するソフトが組み込んである。だから、いつかうまく起き上がる方法を見つけるだろう。だったら、どうすればいいと思う？」

「このまま見守る？」

「甘いな。そんなことをしていたら、バッテリーがもたない」

うちの歯科医院も同じ、ということか。村田は背筋にヒンヤリと冷たい汗が流れるのを感じた。

あとどのくらいなら、この状態のまま持つだろう？

その計算すらできないことに気づいた。

医院のお金の流れがまったく把握できていないのだ。理解しているのはレセプトの枚数と保険点数、自費売上ぐらいで、医院の財務状態がどうなっているのかは、ほとんど把握していない。だから今の売上で、どのくらい持つのか、計算することができない。

「やっと気づいたようだな」伊坂がいった。

「村田歯科医院が沈没しつつあるのは、数字を管理していないからだ。もし管理していたら、もっと早く、経営が傾きつつあることに気づいただろう。だいたい、今回だって、どうやって気づいたんだ？」

歯科衛生士の蒼井が「経営が傾いているので辞めたい」と言い出したからだ。

心ならずも村田がそのことを告げると、伊坂はため息をついた。

「おまえさん、奥さんとスタッフには恵まれているな」

「そうでしょうか？　ちゃんとしたスタッフなら、辞めるのではなく、医院を改善してくれないと……」

「蒼井君は、村田歯科医院なんて辞めて、うちの医院にくるべきだな。医院の経営改善は、基本的にはスタッフの仕事ではない。院長の仕事だ。〝うちのスタッフは……〟と不平不満をいう院長ほど、院長そのものに問題があることが多い。そもそもスタッフは自分を映し出す鏡だと考えるべきなんだ。結局は、こんな事態になるまで気づかなかったお前さんに責任がある」

「伊坂先生なら、気づけましたか？」

「気づいたはずだ。別に私が優秀だからじゃない。**〝定量分析〟**を導入しているからだ」

歯科医院経営に必要な定量分析とは？

「定量分析……ですか？」

初めて耳にする言葉に、村田は戸惑った。

経済用語か？　だとしたら、ドクターの自分が知らないのも当たり前だろう。

真由子は知っているだろうか？　そろそろ娘が小学校から帰る時間なので、といって真由子は先に帰ってしまった。

男２人とロボットという空間は、やたらと殺風景に感じられた。

「言葉は難しいが、理屈は簡単だ。ものごとの状態を管理するのに、感覚や見た目ではなく、〝数字〟で管理分析しよう、という発想だよ。

実は、分析には2つの種類がある。**〝定性分析〟**と**〝定量分析〟**だ。自分の健康状態を管理するのに〝顔色が悪い〟とか〝気分がいい〟とか、感覚で判断するのが定性分析だ。これに対して、定量分析は数字で判断する。体重がいきなり10キロ減ったら、何かあるのでは？と、健康診断や人間ドックに行きたくなるだろう。

雰囲気は主観でとらえ方が変わる。元気でありたいと考えすぎると、顔色が少し変わっていても、少しくらい身体が重くても〝元気そう〟と思い込んでしまうことがある。そう思いたいからだ。だが数字は違う。どう考えていようと、どう思いたかろうと、体重の変化はごまかせない。これが定量分析の素晴らしい点だ。ただ定量分析といっても、それには〝平時の定量分析〟〝改善の定量分析〟〝有事の定量分析〟の3つあるんだ。

自分の体重をふだんから計測しておくのと同じように、医院経営にとって大切な数字を常に把握しておけば、それが変化したことで、異常の兆候には必ず気づく。だから、何か起きてからでは遅いんだ。ふだんからの定量分析、**〝平時の定量分析〟**が大切なんだよ」

村田は天井を仰いだ。たしかに、いわれてみれば、よくわかる。

医院の経営についても、なんとなくおかしいかなという雰囲気は、少し前から感じていた。だが、そう思いたくないから、患者数が少ないのは時期のせいなどと、自分自身を誤魔化してきた。

もし患者数を毎月チェックして、その増減を把握していたら、「おかしいかな？」ではなく、「おかしいぞ！」と気づいたはずだ。

「茹でガエル、という言葉を知っているか？」伊坂が口を開いた。

「中華料理か何かですか？」

「ま、まあその作り方みたいなもんかな。熱湯にカエルを放り込んだら、ビックリして飛び出てくる。カエルを生きたまま茹でたかったら、まず水に入れるんだ。それからジワジワ温めていけば、カエルは熱湯になるまで気づかないで、茹でガエルになる、というわけだ。たいていの歯科医院が経営でつまずくのは、このカエルと同じなんだよ。ほとんどの場合、変化は徐々にやってくるから、感覚では危機を実感できないんだ」

「患者数を把握しておけば大丈夫なんですか？」

「いいや。管理すべき数字は、一つじゃない。平時の定量分析は、医院に問題が起きていないかどうか、知るためのものだ。そのためにチェックしておく数字には、こんなものがある。

①毎月の売上高や経費など試算表の数字
②自費率
③レセプト枚数
④患者数（新患数、延べ患者数）

⑤キャンセル率（無断キャンセル率、総キャンセル率）

これらの平時の定量分析を行う上で大切なことが一つある。それは〝問題〟の定義だ。平時の定量分析を行ったときに、いったいどうなったら〝問題なのか〟ということを理解していないといけない。たとえば、毎月の新患数が30人だったとしよう。そして、今月だけ新患数が29人だった。これは〝問題〟になると思うか？」

「ならないですね」

「そうだな。でも、今月だけ新患数が5人になった場合はどうだろう？」

「それは大問題ですね。というか、最近は毎月こんな感じですけど……」

「同じように、売上に占める変動費（材料代や技工代）の割合、これを変動費率と呼ぶが、この変動費率が毎月20％だったとしよう。ところが急に30％になったらどうだろう？」

「材料代や技工代が1.5倍になったか、売上げが減ったってことですよね。これは大問題です」

「そう。つまり、平時の定量分析で大切なのは、このような〝問題〟を定義しておくことが非常に重要になってくる。たとえば、キャンセル率が高いのは、歯科衛生士や受付など、スタッフの患者対応に問題があるのかもしれない。新しくスタッフを入れたときなら、その人の対応が〝歯科医院は医業＋サービス業〟という意識を持って勉強してきた他のスタッフのレベルに達していないのかもしれない。そういう問題意識を持って見ていると、医院内外の変化を読み取ることができるんだ」

村田は圧倒される思いだった。たしかに、なんとなく「そうじゃないかと思っている」のと、「確信できる」のとでは、対処のスピードがまったく違うだろう。

「そのとおりだよ」伊坂がニヤッと笑った。

「基本的には、私は面倒くさがりなんだ。やらなくていいことは、しっかり後回しにする性格だ。いや、やらなくていい可能性が少しあるだけでも、後回しだな。だからこそ、数字できっちり〝今やらないとヤバイぞ〟と証明されることが大切なんだ。そうなったら、動かないわけにはいかないからな」

これだけの数字を管理している人が面倒くさがりなら、自分はどうなるんだ？　村田はいじけそうになった。

ダメだ。ハードルが高すぎる。定量分析は3つもあるというが、平時の定量分析だけでも、とても手に負えそうにない。

「私だって、自分じゃ無理だよ。パートナーがいなきゃね」あっさり伊坂がいった。

「パートナーって……」村田が問い返そうとした瞬間、ノックの音が響いた。

「ああ、ちょうどいいところにきたようだな。どうぞ、入ってください」

ドアを開けて入ってきたのは、ヒョロリと背の高い人物だった。

「こんにちは、伊坂先生」

「ああ、川上君ごくろうさま。こちら、村田歯科医院の村田先生だ」

会釈して、川上が名刺を差し出した。「川上税理士事務所の川上武史です」

あわてて村田も立ち上がり、ポケットから名刺を取り出す。「村田歯科医院の村田です」

「タイミングがよすぎだな、川上君。ドアの外で聞き耳立てていたとしか思えんな」

本気の響きがする伊坂の言葉に、川上は小さく笑った。

「私の悪口の最中だったんですか？」

「いいや。面倒なことを押しつけると喜ぶ、ドMのパートナーがいる、という話をしていただけだ」

「当たっていますよ、それ」

「だろう。だから、さっそく続きを頼むよ。今日はそのために呼んだんだからな」

「なんの続きですか？」

「定量分析の説明だ。平時の定量分析でわかることは、どんなことだったっけ？」

少し考える間をおいて、川上が話し始めた。

「基本的なことでいえば、毎月の試算表（貸借対照表と損益計算書のこと）や決算書からは、お金の動きがわかります。ムダな支出を見逃さないし、近隣に競合する歯科医院ができた場合、あるいは目立つ広告を出された場合なんかにも、当然変化が出ます。

自費率が下がっている場合には、いろいろな要因が考えられますが、ひとつには患者さんとのコミュニケーションの問題があります。自費率を高めるためには、患者さんとの信頼関係が大切です。ふだんからコミュニケーションをとって、治療のときには的確な説明や、ドクターに対する自然なスター・マーケティングができていれば、自費率は高く維持できます。これが下がるということは、スタッフ教育を見直す必要がある、ということですね。

試算表の支出の中で、人件費の比率が低下してきているなら、逆にスタッフは忙しく頑張っている、ということがわかります」

「なぜ、数字だけでそんなにいろいろなことがわかるんです？」

「頑張って勉強しましたからね。税理士だけに、ゼイゼイいいながら……」

村田は凍りついた。

（ダジャレか？　ここでいきなりダジャレなのか？）

社会的儀礼として、ここは笑うところかもしれないが、さすがにこれでは笑うのは不自然だろう。

判断に迷ってフリーズしていると、伊坂がゲラゲラと笑いはじめた。

「おお、今日も切れ味あるなぁ。今年のM―1は2人でとりに行こう」

「おそれいりま～す」慇懃に頭を下げると、川上が村田のほうを見た。

「ア、アハハ。本当に面白いです。M―1とれたら、司会とかもできるんじゃないですか。

あのほら、クイズ番組とかの……」

　川上と伊坂の顔から笑みが消えた。

　一瞬にして、院長室には、凍りつくような殺気が満ちあふれた。

（し、しまった。おざなりのコメントがまずかったか……）

「村田さん」絞り出すような声で、川上がいった。

「は、はい？」

「今日から、師匠と呼ばせてください。司会と歯科医をかけた一瞬の切り返し、私の完敗です。歯科の世界にまだこんな人材がいらっしゃるとは……」

「あ、いや、川上さんのも面白かったですよ。それに、私のほうこそ、教えてもらいたいことだらけですから、師匠なんて、とんでもない」

　必死に村田は話題を切り替えた。

「えーと、あの、支出に占める人件費の割合でスタッフの忙しさがわかる、というのは、どういうことなんですか？」

「あ、ああ、そんなことですか。簡単です。患者さんが増えれば、それだけ材料や技工などの費用がかかりますから、支出は増えますよね。でも、スタッフの人件費は変わりませんから、相対的に支出の中で人件費の割合が下がるんです。

　これがひどくなると、歯科衛生士の受け持つケアは、もういっぱいいっぱいで、予約がとりにくい状況かもしれません。新しいチェアを入れ、スタッフを入れないと、せっかくクライアントになってくれている患者さんに迷惑をかけることになります。予約が取れない状態が続けば、他の歯科医院に行ってしまうかもしれませんから、なるべく早めに手を打ったほうがいいですよね。

他にも、新患数からはアポイントの具合がわかります。新患数が少ない場合、大きく分けて2つのパターンがあります。ひとつは医院のどこかに問題があり、患者さんが増えていない場合、そしてもうひとつは、アポイントがいっぱいで新患を入れる枠がない場合です。前者の場合には、マーケティングを強化して〝来院してもらうための仕掛け〟をつくることが重要になりますし、後者の場合にはチェアを増やしたり、歯科衛生士、ドクターなどのスタッフを増やしたりして、ボトルネックを解消する必要があります。

他にも、分析の仕方はさまざまです。定量分析では、数字を複合的に組み合わせて読み取ることで、医院の状態を常に客観的にチェックして、本当にさまざまな問題の芽を見つけることができます」

わかりやすい説明に、村田はダジャレのことは忘れて、引き込まれた。

実際に、毎日そこで働いていて、経営している自分がわからないのに、数字を見るだけで、税理士はそんなことまでわかるのか？

「平時の定量分析は何となくわかりました。伊坂先生は、定量分析は全部で3つあるとおっしゃっていましたよね？　残りの2つはどんなものなのでしょう？」

「わかりました。それでは、次の定量分析に移りましょう。次に行うのは〝**改善の定量分析**〟です」

改善の定量分析で重要な〝基準値〟とは？

「改善の定量分析……、さっきの平時の定量分析とは別物ですか？」

川上はうなずいた。

「改善の定量分析というのは、数字から医院の将来を予測して、改善点を見つけるために行うものです」

村田は混乱してきた。彼のいう意味はわかるが、具体的にどう違うのかわからない。

「一番大きな違いは、この改善の定量分析には〝**基準値**〟がある、ということですね」

「基準値、ですか？」

「そうです。平時の定量分析は、自分の医院の変化をつかむだけのものです。自分の体重が1月には65キロだったのが、2月には66キロになり、3月も66キロだったのに、4月は56キロに激減した、という変化を追うのが、平時の定量分析。これに対して、基準値を設けた改善の定量分析では、まず健康な35歳の男性で、身長が同じくらいの人の平均体重を

〝基準値〟として把握することから始まります。自分の体重がこれよりかなり少ないなら、少し増やしたほうがいいし、重すぎるなら、ダイエットしたほうが健康にいいでしょう。こういう〝改善〟の方向性を見つけるために行うのが、改善の定量分析なんです」

村田は思わず身を乗り出していた。たしかに、基準を示してもらえたら、村田歯科医院がどういう状態なのか、よくわかる。どのポイントが足りないのか、簡単に判断できるはずだ。

「どんな基準値があるんですか？」

「知りたいか？」

横から伊坂がいった。

「そりゃ、知りたいです」

「なぜ、知りたいのかな？」

「医院を改善するためです」

「それなら、自分の頭でも考えてみるべきだな。人任せにして得たものだけで、経営なんてできないからな。どんな数字の基準値が知りたい？」

村田は考え込んだ。先ほどのたとえでいうなら、人の状態をチェックするのに、体重65キロというのが基準値だった。それに相当する医院の数字とは、どんなものだろう？

憎っくきパールデンタルクリニックなら、どうだろう？　たくさんのスタッフを抱えているので、人件費にずいぶんお金を使っているはずだが、売上に対する比率は、やはり高いのだろうか？　あの歯科医院だって、キャンセルは出るはずだ。だとしたら、キャンセル率はどうなんだろう？　平均より高いのか、それとも低いのか……。

村田が考えついた項目を上げると、伊坂はつまらなさそうに、フンッと鼻を鳴らした。

「なんだ、考えさえすれば、ちゃんと思いつくんだな。売上に占める理想的な人件費の割合は、20％～25％だ。これは、チェアが4台ぐらいまでの個人の歯科医院の場合で、規模が大きな医療法人になってくると、また少し変わってくる。キャンセル率については、10～15％。これは医院の立地や患者さんの層によっても微妙に変わってくる。さらにそのうち〝連絡なし〟の無断キャンセルは5％以下が理想だ。

他にもいろんな基準値がある。例をあげると、こんな感じだな。

①チェア1台当たりの1日の最大患者数　10～13人

②平均的な家賃の割合　売上の８％前後

③法人化すべき売上高　８０００万円～1億円

変動費率や利益率、他の歯科医院の数字の動向なんかも、基準値をチェックすべき項目といえる。自分の歯科医院の数字がわかっていたら、こういった基準値に照らして、何をどう改善すればいいか、見えてくるだろう」

「その基準値は、どういうデータをもとにつくられたんですか？」

「経営がうまくいっている歯科医院をモデルにしたものです」川上が答えた。

「人間の血液検査と同じ、といえるかもしれません。ご存知のとおり、血液検査の〝正常値〟は、健康であるためにはこうでなきゃいけない数字というわけじゃありません。〝健康な人の平均値〟でしかないんです。だから、GTPがやたら高くても、健康な人はいます。その人にとっては、それが正常な値なんですよね。基準値も同じです。経営的には理想の数字ですが、絶対じゃありません。地域や規模、診療内容によって、違いはありますから」

「難しいですね、数字の扱いは」

伊坂がうなずいた。

「そうだな。簡単ではないよ。だから、すべてを理解する必要はない。考え方を理解して、自分なりに利用すればいい」

「もうひとつの〝**有事の定量分析**〟というのは、どんなものですか？」

伊坂は椅子に腰掛け直した。

「有事の定量分析は、歯科医院経営がピンチの時の切り札、といえるかもしれない」

これがピンチ脱出のカギ！　有事の定量分析

（それこそ知りたいことだ！）

さらに身を乗り出した村田は、椅子から転げ落ちそうになった。

有事の定量分析こそ、村田歯科医院にとって一番必要なものだ。

「問題が発生したとき、対処するために一番必要なのは、なんだと思う？」

「それは、解決することでしょう」

村田が即答すると、伊坂は肩をすくめた。

「むし歯治療で大切なのは、むし歯を治すこと、っていうのと同じ答えだな」

「そ、そうですね」

「むし歯に限らないが、治療の原点はなんだ？」

「それは……ああ、そうか。レントゲン検査などで診査し、正確な診断をすることですね」

経営も同じということか。

たしかに伊坂は経営に優れているだけでなく、歯科医として腕がいいことでも有名だ。治療については、村田も自信を持っているが、治療に向けるのと同じだけの熱意と意識を、経営にもちゃんと注いでいないから、わからないのかもしれない。

「問題が発生したとき、問題そのものを特定し、原因を究明し、適切な解決策を見つけるために行うのが、有事の定量分析だ。平時や改善の定量分析で問題を発見した後に行うのが、これだな」

「具体的には、どんな異常を発見した場合に必要なんですか？」

「大ざっぱにいうと、平時の定量分析で異常値が出たときです」

伊坂に代わって、川上が答えた。

「さっきからの例えでいえば、体重の激減に気づいたら、健康診断を受けて、血液検査の数値など、ふだんはあまりチェックしていない他の数値をチェックしますよね。これが有事の定量分析です。

歯科医院でいえば、こんな異常が出たときですね。

①キャンセル率が急に高くなった

②売上が急に下がった

③なぜか税金が多くなった

④お金がぜんぜん残らなくなってしまった

⑤その他、平時の定量分析で異常な値が出た

こんなときは、即、有事の定量分析が必要になります」

聞いているうちに、村田は気持ちが滅入ってきた。

伊坂がいうような定量分析を、これまでやってこなかったことは、恐ろしいことだ。だが、この先もそんな複雑なことができるだろうか？

理屈はわかるが、実践できそうにない。経済や経営の知識なんて、まったく素人だ。まともに帳簿すらつけたことがないのだ。

村田がいうと、伊坂は笑った。

「私にだって無理だよ」

「え？　でも伊坂先生のところでは、こういう定量分析を行っているんですよね？」

「行ってはいるけど、私自身がやっているわけじゃない。数字が好きなわけじゃないからね。できないことは、プロに任せるのが一番だよ」

「プロ……ですか？」

「ああ、うちの場合は川上君だ。村田歯科医院でも、税理士にお願いしているだろう。彼らは君の医院の数字を把握しているプロだよ」

「なるほど。税理士さんに相談すればいいんですね」

「ただ、基本的に税理士は税金を計算するプロであって、歯科医院経営のプロではない。ましてや数字の分析となってくると、歯科医院の基準値を知っているかどうか、このあたりも個人によって大きな差がある。もし、必要であればいつでも川上君に相談するといい。おそらく、今の君にとって非常に大きな力になってくれると思うぞ」

第2章

医院をダメにする犯人数字を探せ！

平時の定量分析を実践してみる

翌朝、村田は珍しく早起きをして、いつもより1時間早めに院長室に入り、パソコンを立ち上げた。とにかく、数字を探さなければならない。伊坂や川上によると、それが医院の現状を把握する唯一にしてもっとも的確な手段らしい。

だが、数字なんて、どこにある？

税理士に任せきりだが、売上くらいは記録している。レセプトを見れば、点数や売上くらいはわかるだろうが、そんなもので問題点を特定できるのだろうか？

村田は過去のアポイント帳を倉庫から引っ張り出してきた。過去の予約状況と現在の予約状況を照合すれば、大まかな数字の変化がわかるかもしれない、と思ったのだ。

どうにか、ここ1年分のさまざまな数字を拾い上げたところで、スタッフたちがやってきた。

「あ、院長、おはようございます」

村田に気づいたアシスタントの緑川が、驚いたような声を上げた。

「何かあったんですか？」

そういえば、このところ村田が医院にくるのは開院の直前だった。二日酔いで眠たい目をこすりながら、遅れて診療に入ることもしばしばだった。すべてうまくいっている、と思っていたからだ。

3年前に墜落の危機から脱出して以来、医院は上昇気流に乗り、さらに安定飛行している、と思い込んでいたのだ。

「いや、なにもないよ」とっさに、村田はとりつくろった。

3年前に、医院改革を断行した際には、あれだけスタッフと一緒に盛り上げていこうと決心したのに、結局、少しうまくいき始めると手を抜いていた、ということか。

「出勤早々に悪いけど医院について、緑川さんにわかる数字って何かあるかな？」

「数字ですか？」

「君はアシスタントだから、医院の中でいろんなものを見ているだろう。その中で、数字として記録しているものがあれば教えてほしいんだけど」

少し考え込んで、緑川はニッと笑った。

「あの、個人的な数字でもいいですか？」

「いいよ、なんでも」

「前に院長が、無断キャンセルの患者さんには、こちらから電話するようにっていってましたよね。ずっと蒼井さんはやっているんですけど、中原さんが入って、彼女の患者さんについては、私が頼まれるようになったんです。歯科衛生士が電話するより、時給の安い私が電話したほうが合理的だとかで。ちょっと腹が立ったので、その中原さん担当の無断キャンセルの患者数を数えています。ついでに蒼井さんの分も。だって、絶対に中原さんのほうが、かなり多いと思ったので」

「え、中原さんがそんなことを?」

ケアの予約が無断でキャンセルされたら、担当の歯科衛生士が電話するのは、村田歯科医院のルールだ。

3年前、伊坂に教わった医院改革術のひとつである。無断キャンセルは、単に忘れていただけ、ということが多いのだが、患者さんはそのことで、歯科医院に対して敷居が高くなってしまう。こちらから電話して、次の予約はいつにしましょう、と訊ねれば、その敷居を意識させずにすむ、というわけだ。

単純なルールなので、蒼井はもちろん中原も守ってくれていると思っていた。緑川が電話しているので、医院から電話が行くのは同じという考えかもしれないが。あとで聞いてみよう。脳裏にチェックして、村田はもっとも訊きたいことに話を戻した。

「それじゃあ、無断キャンセルの数を記録しているの、緑川さん?」

「すみません、変なコトして」

「いやいや、大助かりだよ!」

ロッカーから緑川がとってきたノートには、直近8ヵ月分の無断キャンセルの数が記録されていた。村田歯科医院にとっては貴重な〝定量分析〟の材料だ。

緑川と話しているうちに、蒼井がやってきた。

ぎこちなく挨拶する彼女に、村田は精一杯の笑みを見せて、おはようと挨拶を返した。

「今、緑川さんにも話していたんだけど、蒼井さんは医院について、何か数字の記録を持っていないかな？」

蒼井は黙り込み、少ししてから小さな声でいった。

「あの、気を悪くされません？」

「どんな数字でも、気を悪くすることはないよ。数字は事実を客観的に記録するだけのものだからね」

「それでは、後でお持ちします。気になったので、1年ほど前から、記録していることがあるんです」

「なんの数だい？」

「治療でこられた新規の患者さんが、その後ケアにこられる割合です」

（なぜ、そんなものを……）

「院長が治療で手を抜いているんじゃないか、って心配になったからよね」

背後から、声が聞こえた。受付の赤坂だった。

「そういうわけじゃないんです」あわてて、蒼井が首を振った。

「ただ、新規の患者さんが減っている以上に、新規の患者さんからリコールでケアを受けてくださる患者さんが減っているように思えたものですから」

感覚を数字で確認しようとしたわけだ。

村田は額にじわっと汗が湧き出るのを感じた。本来なら、院長である自分が気づいて、率先してやるべきことだろう。蒼井はそれを1年前から続けて、そして辞めようと決心したのだから、真面目な彼女が嫌になるような結果が、その数字にはあったのだろう。

「赤坂さんは、何か医院に関する数字を記録していないかな?」

村田の問いに、「ないですよ、そんなの」赤坂は首を振った。

「あれがあるじゃん!」横から緑川が口を挟んだ。

「あれって?」

「パールデンタルクリニックの看板の数です。赤坂さんの家は、駅から20分くらいの住宅街でしょう。駅から家までは、よく歩くんですって。パールデンタルクリニックの看板がやたら増えるようになって、赤坂さんはそれを学校帰りの娘さんを迎えに行った帰りに、一緒に数えているんですよね」

「ウサギのキャラクターが可愛いって、娘が喜ぶから」きまり悪げに、赤坂がいった。

「どのくらい前から、数えているの?」

「たぶん、パールさんが最初にできてからです。半年前からですね」

これも定量分析になるだろう。

なんだかんだいいつつ、スタッフはまだこの仕事に関心を持ってくれているのだ。

数字に無関心だったのは、院長だけ。村田の背中にも脇にも、脂っぽい汗が浮いてきた。

有事の定量分析：多くのドクターが勘違いしている投資に対する考え方

川上がやってきたのは、土曜日の午後だった。

結局、スタッフが集めてくれていたもの以外に、大した数字は集まらなかった。

ガッカリしつつ、村田も納得せざるをえなかった。ふだんから意識して管理し、記録しておくべきものだ。偶然見つかることを期待するのは、無理というものだろう。

用意できたのは、売上やレセプト、簡単な収支計算くらい。それに、スタッフが記録してくれていた、奇妙な数字たち。

だが、川上はそんな記録を絶賛してくれた。「素晴らしいです！　ハイシャ喝采です」

ダジャレがいいたかっただけでは、と村田は疑ったが、川上の眼差しは真剣だった。

「見ていっていいですか？」

「どうぞ」うなずいたものの、村田は内心不安だった。

伊坂歯科医院を顧客に抱える彼から見れば、どれもひどい数字かもしれない。「3ヵ月以内につぶれますね」そういわれてしまうのではと考えると、数字など集めるのではなかった、と思えてくる。

そんな村田の心配をよそに、川上はフンフンと鼻歌を歌いながら、数字を眺めていた。まるで楽しい絵本を見ている子供のように資料をめくり、スタッフたちが持ってきたノートや資料を熟読する。

ディズニーキャラが描かれた緑川のノートをぱたっと閉じると、川上はニッコリ笑った。

「いやぁ、いい数字でした。こういうイキイキした数字を見ると、癒されます」

「癒される？」

「ええ、村田先生、あなたのスタッフが集めてくださった数字には、想いがこもっています。たしかに、現状分析だけなら、売上の変化やレセプトを見るだけで、ある程度わかります。でも、想いがこめられた数字からは、もっと細かい問題の本質が見えてくるんです。たぶん数字を記録した方が、問題意識を持って記録していたからでしょうね」

なんとなく、彼のいっていることはわかる。

定量分析ができるよう、統計を詳しくとれていればよかったのだが、村田歯科医院には、それがない。院長に問題意識がなかったからだ。

ただ、スタッフそれぞれは、自分の守備範囲で問題意識を持っていたから、数字を集めていた。気持ちがあるからこそ、それはたぶん詳細で精度が高い数字なのだろう。

村田が考えを告げると、川上は大きくうなずいた。

「まさにそのトゥース。そのとおりッス……、あの、その〝とおりッス〟と歯の〝トゥース〟をかけてみました」

ニコニコ微笑みながら語られるダジャレの解説は無視して、村田は訊ねた。

「で、うちの医院は立ち直れますか？　まだ大丈夫なんですか？」

「大丈夫。立ち直れない歯科医院はありません。実際、村田歯科医院は、まだそれほど悪い状態ではありませんしね。現状はゆるやかに右肩下がりなだけです。もう少しすると、加速度的に落下し始めますけど」

村田はクラッと視界が揺らぐのを感じた。

（もう少しとは、どのくらいだ？　加速度的というのは、どの程度の落ち込み方なんだ？）

「原因はなんですか？」

川上は売上の推移表を開いた。

「直接的な一番の原因は、やはりパールデンタルクリニックでしょう。あそこの開業以来、村田歯科医院の売上は、ガクッと落ちています。また、赤坂さんの記録とレセプトを照らし合わせると、看板の数が増えるごとに、初診の患者さんが減っていることがよくわかります。初診の患者さんがすべてではありませんけど、だいたいの傾向はわかりますよね。つまり、パールさんの資本力、そして広告力に負けているわけです」

「じゃあ、いったいどうすればいいんですか？」

「簡単なことです。もっとお金を使ってください」

村田は混乱した。経営が右肩下がりの今、まず大切なのは支出を減らすことではないのか？　顧問の税理士からも「もっと経費を減らしてください」と、毎月嫌になるほど聞かされている。そう告げると、川上は首を横に振った。

「実は、村田先生のように考えているドクターは非常に多いのです。経営が悪化すれば、どうしても経費を削減したくなってしまいます。もちろん、ムダな経費は徹底的に見直す必要がありますが、私の経験上、売上が5千万円～6千万円ぐらいまでの歯科医院の場合、ムダな経費なんてほとんどありません。それよりも大切なこと、それは、どこにどれだけのお金を使うのかを〝決める〟ことです。**経営者の一番の仕事、それは〝お金を使うこと〟**なのです。

開業しているドクターの多くが勘違いしていることは、投資に対する考え方です。たとえば広告投資。歯科医院は非常に粗利率が高いので、広告費をかければかけるほど利益が出るビジネスモデルなんです。たとえば、10万円の広告投資をして、１００万円の売上が上がったとしましょう。つまり、10倍のリターンです。これに対し、１００万円の広告投資によって３００万円の売上が上がったとします。村田先生はどちらを選びますか？」

「そりゃあもちろん、１００万円で３００万円に決まっているじゃないですか！」

「ですよね。でも、ほとんどの先生が実際には、前者を選んでいるんです。もちろん、前者は10倍、後者は3倍と、効率だけを見ると、前者のほうが優れているように見えます。100万円投資していれば300万円のリターンを取れるのに、10万円だけしか投資していない。効率ばかりを目指して、ボリュームを取ることを忘れてしまうわけです」

「な、なるほど……。今までは税理士さんからできるだけお金を使わないようにとアドバイスされてきましたが、実際は逆だったんですね。でも、広告代で100万円って、いったい何に使ったらいいんですか？　駅前にどどーんと、でっかい看板を立てるとか？」

「パールデンタルクリニックさんは看板にたくさん投資されていますが、これは強者の戦略です。資本力がある場合にはこのような投資もよいのですが、あまりお金をかけることができない、弱者の戦略としては〝ホームページ〟や〝小冊子〟などを使った内部マーケティングが効果的です。こんなのを使っているところもあります」

川上は1枚の小冊子を取り出した。

「これは、マンガ小冊子といって、来院された患者さんに渡してあげるんです。たとえば、インプラントなどの高額な治療は、説明を受けたからといってすぐに決められるものでもありません。そういったときに、このような小冊子を渡して〝よろしければご自宅に帰ってゆっくりと検討してみてください〟ということもできます。こうすることで、患者さんはゆっくりと検討する時間を取ることができ､ドクターも説明の時間を短縮できますので、非常に便利です。100冊配って、ひとつでも契約が取れれば十分にペイします。これが、投資に対する考え方ですよ」（マンガ小冊子は（http://dc-frontier.com）で購入できます）

有事の定量分析：移行率と無断キャンセル率から見えてきたこと

「投資に対する考え方はよくわかりました」村田はいった。

「さっそくホームページからマンガ小冊子を購入させてもらいます。アドバイス、ありがとうございました」

「ぜひ、そうしてください。ただそれより、気になる数字があります」

「な、なんですか？」

「ひとつはキャンセル率です。中原さんという歯科衛生士さんが担当した患者さんの無断キャンセルですが、この数字が悪いんです。もうひとつは〝**移行率**〟です」

聞き慣れない数字に、村田は眉をひそめた。「移行率？」

「スタッフの蒼井さんが記録していた数字です。新規のキュア患者さんが、ケア患者さんに移行する確率のことです。要するに、先生が診られた患者さんが、その後、定期的にケアにくるようになる率、といえばわかりやすいでしょうか」

「低いんですか？」

「聖人君子レベルですね」

「あの、それはどういう……？」

「よくない、ということです」真顔で川上がいった。

（よくない？　それがなぜ、聖人君子レベルなんだ？）

問い返そうとして、村田は思いとどまった。

よくない……よく（欲）がない……だから聖人君子？

（おお！　これはなかなかハイレベルなダジャレかも）

感心しかけた村田の様子に、川上が小鼻をふくらませた。いかん、いかん、ここで相手になると、またまたダジャレのオンパレードが始まって、面倒なことになる。

「患者さんへの対応には、気をつかっているつもりなんですけど……」

サラリと村田が流すと、川上は不満そうに顔をしかめた。

「まあ、いいでしょう。移行率ですが、歯科医療はチームプレイです。そのため、いくら村田先生一人が気をつかってもダメなことがいろいろあります。スタッフとの連携が大切なんです。そのあたりに、何か原因が見つかるかもしれませんね」

3年前の振り出しに戻った、ということか。あのときも、スタッフとのコミュニケーションが課題だった。ある朝、突然、スタッフが誰も出勤してこなかったのだ。クーデターを起こされて初めて、スタッフとの意思疎通がまったくできていなかったことを痛感した。

以来、コミュニケーションには気を配り、改善したはずだ。川上は村田のそんな苦労を知らない。だから、思いついたことを適当に口にしているだけじゃないのか？

「歯科衛生士の中原さんをどう思いますか、村田先生？」川上が訊ねた。

「いい歯科衛生士だと思いますよ。患者さんへの対応もフレンドリーですし……」

「では、なぜ彼女の受け持っている患者さんのキャンセル率だけが高いんでしょう？」

「それは……偶然じゃないですか？」

「同じ歯科衛生士の蒼井さんと比較すると、12％も高いんです。しかも、その傾向はずっと同じですから、偶然、彼女の担当のクライアントだけがケアの日を忘れているのではないと思います」

数字で出ているのなら、たしかにそうだろう。これが感覚だけのことなら反論できるが、数字が現実を反映しているのだから、村田も納得せざるをえない。

だが、キャンセル率が高い原因がわからない。中原はルックスもいいし、ハキハキ話す態度も明るく好感がもてる。医院の改革についても、積極的に意見をくれることもある。問題を抱えているスタッフと意識したことは一度もない。むしろ村田歯科医院にとってベストに近い人材だと思ってきた。

「スタッフの方とお話しできませんか？」川上がいった。

「土曜日なので、今日はもう帰らせているんですけど……」

「携帯か何かで、連絡を取っていただけたら、お話はごく短時間ですみますので」

「いいですけど、誰に連絡しましょう？」

少し考えて、川上があげたのは、緑川の名前だった。

携帯の番号を押すと、すぐに彼女が出た。

「ああ、すまないね。実は今、税理士さんにきてもらっているんだけど、君と話したいそうなんだ」

「わあ、節税対策に、お給料を上げてくれるんでしょうか？」

クスクスと笑いながら、彼女がいった。

「どうだろう。それは本人に直接訊いてくれ」

村田は携帯電話を川上に渡した。

「はじめまして。税理士の川上といいます。お忙しいところ申し訳ありません。緑川さんのノートを拝見しまして、ぜひお話をうかがいたくて、お電話させていただきました」

電話口で彼女が何かいったのだろう。小さく笑ってから、川上が言葉を返した。

「わかりました。人件費の見直しももちろん、検討項目に入れさせていただきます。それでですね。中原さんについて、ちょっとおうかがいしたいんですけど……」

しばし緑川と会話して、川上は電話を切った。

「いいスタッフですね、彼女は」

「ええ。明るくて、子どもにもすごく人気があります。で、なにか、わかりましたか?」

川上はうなずいた。

「人件費の見直しを行うべきかもしれません」

「え? 緑川くんがいったからですか?」

「そういうわけじゃありません。ただ、人員削減を行う必要があるかもしれませんので、そうなると、人件費そのものが変わってきます」

「でも、誰を?」

川上が少し悲しげに目を伏せた。

「もちろん、裏付けをとる必要はあると思いますけど、中原さんには問題があるようです」

「どういうことですか?」

「たとえば、彼女はタバコを吸いますか?」

「いいえ」

中原はタバコを吸わない。それどころか、一緒に住んでいる父親がヘビースモーカーなので、服や髪の毛に臭いがつくのがいやだ、とよくもらしていた。

「実は彼女、喫煙者なのです。この歯科医院では、トイレはビルの共用トイレを利用していますよね。そこで彼女はタバコを吸っているようです」

「なぜ、そんなことが……? 緑川くんが見たんですか?」

「ええ、彼女自身も見たことがあるそうですし、患者さんも時々その姿を見ているようです。あまりマナーがよくないらしく、緑川さんが仲良くしているコンビニの店員は、一度むし歯治療にこようとして、治療せずに帰ったそうです。トレイで、いわゆる〝ヤンキー座り〟をしてタバコを吸っている歯科衛生士を見たから、ということです。みなさん名札を付けていますから、中原さんの名前がわかって、緑川さんにそれを話したそうです」

村田には信じられなかった。

「でも彼女、タバコ嫌いで、お父さんがヘビースモーカーなのがいやだ、とわざわざ口にするような子なんですよ」

「たぶん、服や髪についた臭いを誤魔化すために、そういっているんだと思います。お父さんのタバコの臭いだと思わせるために」

いつもにこやかで優しい彼女に、そんな一面があったとは。村田は言葉を失った。

「もちろん、喫煙が悪い、といっているわけではありません。ただ、そこまで裏表があるわけですから、彼女が実際に歯科衛生士としてどんな仕事ぶりなのか、ふだんの様子から判断するのは難しいですよね。ケアは半個室で行われているようですが、先生がのぞかれることも、ほとんどないでしょうし」

「でも、見ていないわけですから、悪いかどうかもわかりませんよね」

「数字が判断基準になります」あくまで冷静に、川上がいった。

「彼女が受け持つ患者さんの無断キャンセル率は、17％強で推移しています。基準値を申し上げると、うまくいっている歯科医院では、５％以下になります。先生のところでも、蒼井さんの患者さんの無断キャンセル率は５％程度ですから、医院全体の問題ではなく、中原さん個人に問題があるのでは、と考えられます。もちろん人事を管理するのは先生のお仕事ですから、後はそういったヒントをどう利用されるか、お考えください」

「ええ？　どうしたらいいのか、教えてくれるわけじゃないんですか？」

川上はニッコリ笑った。

「私たち税理士は、サポーターです。分析やアドバイスなどのお手伝いはいくらでもさせていただきますが、決断されるのは先生ご自身です。ただいえることは、村田歯科医院には、次の２つの問題点が見つかっています。

①ライバル歯科医院に対して、広告宣伝力で負けていること

②スタッフである歯科衛生士の接遇に、問題があること

いずれも、基本的な定量分析を行っていれば、発見できる問題点です。そのためにも、平時の定量分析に必要な項目について、常日頃から数値を記録し、管理しておくことが大切です。記録する癖をつけ、ふだんから数字に親しむだけでも、経営に対する感性は飛躍的に磨かれますよ」

第3章
ケアを中心とした診療システムをつくる

ケアで医院が発展するという間違った理想

「経営の要は院長じゃない。スタッフだよ」と、伊坂はあっさりいった。

川上のアドバイスを受けた翌日だった。経営者としての意見を教えてもらうため、村田はなんとか頼み込んで伊坂に時間をつくってもらった。

「キミのところでもそうだが、ドクターはキュア（治療）を請け負い、歯科衛生士がケア（予防）を請け負っているのが一般的なシステムだ。キュアとケアが歯科医院における売上の二本柱なんだよ。たとえるならキュアは狩猟型、ケアは農耕型のジョブだ」

「どういう意味ですか？」

伊坂は机の引き出しを開け、双眼鏡をとり出した。真由子が持ってきた、彼女の祖父が大事にしていたという代物だ。

嬉しそうに目にあてがうと、伊坂は窓の外を眺め始めた。

「この、目に当てた感触とか、手に馴染む大きさがいいんだよなぁ。キミも見てみるか？」

双眼鏡を差し出されて、村田は首を横に振った。

「いいです。それより……」

「まあ、見てみろ。大好きな双眼鏡なんだろう」

伊坂に強引に渡され、しかたなく村田は双眼鏡で窓の外を眺めた。

近所の駅に電車が着いたところなのだろう。スーツ姿のサラリーマンたちが、群れをなして足早に通り過ぎていくのが見えた。

「彼らをキュアでこの医院に連れ込むのは難しい」伊坂がいった。

「歯のトラブルが起きない限り、歯科医院にくる必要はないからな。狩猟と同じく、キュアは運に左右される部分が大きいんだ。その分、時間当たりの単価は高いが、キュアで得られる収入は基本的に不安定なものだ」

たしかにそうだ。村田はうなずいた。あれだけの人が医院のそばを通り過ぎていくが、歯にトラブルを感じない限り、キュアにやってくる人はいないだろう。伊坂歯科医院が、いかに人気の歯科医院でも、異常を感じない人をキュアにこさせることは不可能だ。

「だがケアにきてもらうことは、努力次第でできるんだ」

大事そうに、双眼鏡をケースに戻しながら伊坂は話を続ける。

「キュアにやってきてくれた患者さんが、ケアにやってきてくれるようになれば、定期的に医院に収入をもたらしてくれる。これこそ農耕型ジョブであるケアの特長だ。畑を耕し、水を撒くように、きちんと管理し、囲い込みを怠らなければ、安定した収入を保証してくれるわけだ。チェア1台当たりの売上でいえば、たしかにドクターより低い。だが、安定した収入が経営にもたらしてくれる恩恵は非常に大きい。ケアの充実なくして、歯科医院の安定経営は成り立たない、といってもいいだろう。

いずれにしろ、このケアの患者さんは、接遇などの努力次第でいくらでも増やすことができる。キュアの患者さんを安定的に増やすことは難しいが、農耕型のジョブであるケアは、地道な努力で安定的に収益を増加させることができるんだ」

だから川上はあんなに、中原のキャンセル率にこだわったのか。伊坂の話を聞いて、村田は納得せざるをえなかった。

「でも具体的には、どうすればいいんです？　3年前に先生に経営のことを教わって以来、ずいぶん頑張ったつもりです。それでも足りないというんですか？」

「キミのは、砂糖の手づかみだからな。ツメが甘い」

「な、なるほど。とにかく歯科衛生士をもっとちゃんと教育すれば、医院の建て直しはうまくいく、というわけですね」

「わかっていないな」

「わかっていますよ。しっかりした歯科衛生士がケアの患者さんをキープしてくれたら、経営は安定する、ということでしょう？」

伊坂がいきなり、パンッと両手を打ち鳴らした。

「わ、わっ、なんですか？　ビックリするじゃないですか」

のけぞった村田は、椅子から転げ落ちそうになった。

「今、鳴ったのはどっちの手だ?」

「どっちといわれても……」

「右手か?　それとも左の手か?」

「りょ、両方だと思います」

伊坂は大げさにうなずいた。「そのとおり!　歯科医院経営も同じだ。キュアとケアの両方があって、経営が安定するんだ」

「それはわかっていますけど」

伊坂はギロリと村田を睨み、またいきなり手を打ち鳴らした。

「わ、わっ、だからやめてくださいよ。心臓に悪いじゃないですか」

「同じことをやってみろ」

強い口調でいわれてしぶしぶ、村田は拍手を打った。

「おお、できるじゃないか」

「そりゃ、できますよ」

「じゃあ、それを右手だけでやってみようか」

「できるわけないでしょう!」

村田がいうと、伊坂が首をかしげた。

「できそうな気がするんじゃないのか?」

「しませんよ」

「だが、ケアとキュアは、片方だけでも経営ができると思っているだろう？　シンクロすれば、それなりに効率は上がるが、片方だけでも成り立つものだ、と」

村田は黙り込むしかなかった。ケアは歯科衛生士が行うものだから、歯科衛生士を教育すればいい。それでケアの効率が上がれば、その分だけ収益が上がり安定する。それだけのものだと思っていた。

「そんなふうに考えているから、3年前に一度成功した医院改革を続けることができなかったんだ」伊坂がいった。

「ケアとキュアは独立する二本の柱じゃない。支え合う二本の柱だ。もう忘れたようだな」

「す、すみません」

「いいか。まずケアの患者さんはいきなり医院にやってくるわけじゃない。たいてい新規の患者さんはキュアのために医院にやってくる。この患者さんをしっかりケアに誘導することで、定期的にきてもらえるようになるわけだ。このキュアからケアへの転換を〝移行〟といい、キュア患者さんがケア患者さんになる率を〝移行率〟と呼ぶ。平時の定量分析で管理しておく数字のひとつだ。院長の対応が悪いと、この移行率は格段に悪くなる」

たしか川上にも同じことをいわれた。

村田は少し凹んだ。この変人ドクターより、自分のほうが患者受けが悪いのか？

だいたい、歯科医院をやっていくのに、どれだけ努力がいるというのだ。それも歯科医師としての努力ではなく、経営者としての努力が。

歯科医師になると決めたとき、そんなことは考えもしなかった。スタッフ教育や患者受けを気にして、改善を続けなければ医院が成り立たないなんて。

「努力に終わりはない」あっさりと伊坂がいった。

「今現在、この伊坂歯科医院でも、平時の定量分析を続けているし、時には改善の定量分析を行う。時代は変わり、周辺の環境も、患者さんの意識も変わる。経営は常にその流れに沿ったものでなければ、意味がないんだよ」

「終わりはないんですか？」

「終わりはないが、キミが思っているほど大変なことではないよ。システムを理解して、慣れてしまえば、いちいち何かを考える必要はない。人に任せることもできる。さらにいえば、終わりはないが、ひとつの完成型はある。少なくとも、私自身はその完成型を目指している」

「どんな形ですか？」

「私がいなくても、しっかりと経営が行える歯科医院にすること。そうなれば、時間的にも余裕のある人生を送れるからね」

伊坂はまだまだ歯科医師として、経営者として、最前線で腕をふるっているようだ。

もし好きに時間を使えるのなら、彼は自宅にこもって、機械いじりに没頭するにちがいない。医院でチマチマ機械と親しんでいるのは、裏を返せば、なんの不安もなく経営されているように見える伊坂歯科医院ですら、その理想の完成型にはまだ至っていない、ということか。

道のりの遠さに、思わず村田はため息をついた。

「楽しいだろう？」

「え？　楽しいんですか、伊坂先生は？」

「楽しいじゃないか」あっさり伊坂がいった。

「医者だけじゃなく、経営者としても人生を楽しめるんだ。歯科の院長は最高だよ」

★伊坂先生からのアドバイス①
【キュアとケアは支え合う二本の柱】

歯科医院の経営は「狩猟型経営」と「農耕型経営」の融合といえます。

主に院長が担当するキュアは狩猟型です。野原や森に出かけていって、シカやウサギを獲るのと同じで、どれだけ努力しても、運や周囲の環境に影響されることが多く、不安定です。

これに対して、ケアには安定した収入が見込めます。たとえば1人の患者さんが年に3回来院するとして、そのたびにもたらす収入は一定ですから、単純なかけ算で年間の収入を算出することができます。さらに、医院が抱えているケア患者の数をこれにかければ、ケアが医院にもたらしてくれる売上は簡単に計算できます。

田畑を耕して、農作物を収穫するのと同じ。農作物の収穫量が田畑の広さに単純に比例するように、ケアがもたらす収入は、医院が抱えているケア患者の数に比例して、安定的に確保できるのです。

さらに、ケア患者を維持し、収益を確保する方策はそれほど複雑ではありません。ひと言でいえば、患者さんが「気持ちいい」「またきたい」と感じるケアが行えるよう、スタッフを教育して、診療技術と接遇技術を向上させること。患者さんとの人間関係を築きあげることなどにより、高いリコール率を保つことが可能となります。

このように書くと、歯科医院経営の柱はケアであり、キュアが占める割合は小さいのか、と誤解されるかもしれませんが、けっしてそうではありません。キュアとケア、この二本の柱は密接に結びついており、両方が充実することで、歯科医院経営はより進化していきます。

新規の患者さんは、主にキュアを目的として歯科医院を訪れます。この患者さんを

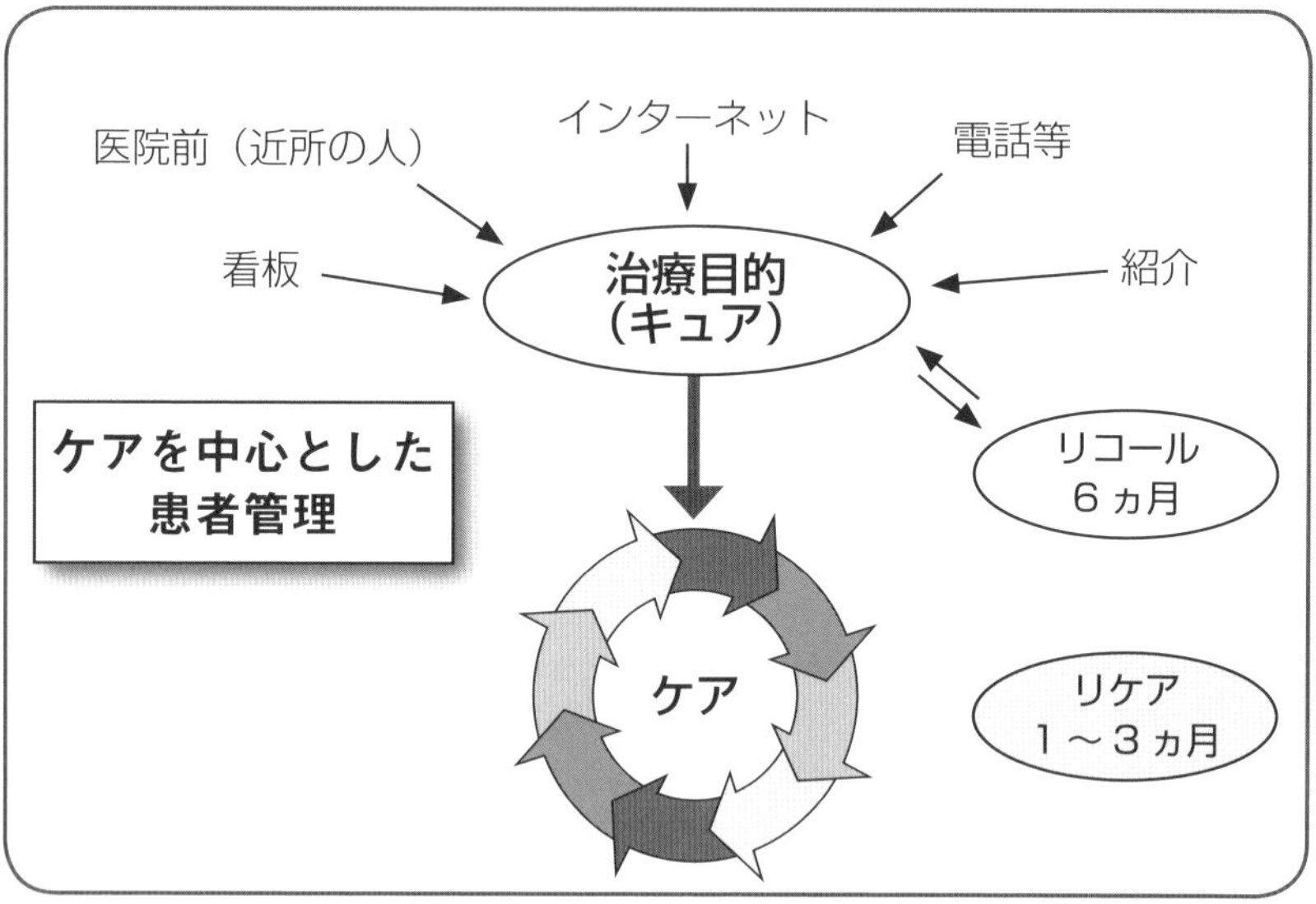

治療した後、ケアにやってきてもらえるようになれば、キュアは成功した、といえるでしょう。

ちなみに、このキュアの新患がケア患者へと転換する割合を「移行率」と呼びます。この移行率を高めるのは、院長の技術と人柄、スタッフとの関係に負うところが、非常に大です。

また、ケア患者からキュア患者へのフィードバックもあります。定期的にケアに訪れていた患者さんに歯のトラブルが発生した場合、抱え込みがしっかりできていれば、慣れ親しんだ医院にきてもらえるものです。

キュア→ケア→キュア

狩猟型と農耕型の融合こそ、歯科医院経営安定のカギといえます。

理想のスタッフを雇えない本当の理由

「ところで、先生は女性スタッフの考えていることがわかりますか?」村田は訊ねた。

「なんだ、いきなり?」

「うちの中原は、いい歯科衛生士だと思っていたんですけど、問題があるようなんです」

ニッと伊坂が笑った。「美人なんだな?」

「あ、ええ、まあ」

「だいたいそれで雇ってしまうんだ、男のドクターは」

「まさか、トイレに隠れてタバコを吸っているとは、思ってもいませんでした」

「まあ、女性はわからない。男にとってエイリアンだからな」

あっさりいわれて、村田は絶句した。

「男性と女性は別の生き物なんだよ」伊坂が続ける。

「たとえば娘さんがまだ小さかったころに、夜泣きしなかったかね?」

「ええ、しましたけど」

「それで、奥さんと喧嘩になったことは?」

あれを喧嘩と呼ぶべきかどうかはわからないが、怒られ、あきれられたことは何度となくあった。ぐっすり眠っていた村田は、娘の泣き声に気づかなかったのだ。すぐに気づいて、オムツを替え、ミルクを飲ませた真由子に「なんで気づかないのよ！」と怒られた。

村田がその話をすると、伊坂がクスクスと笑った。

「怒られたか……。だが、気づかないのも自然なのだよ、とくに男性にとってはね」

「どういうことですか？」

「眠っているときに反応する音が、男性と女性では違うんだ。イギリスの調査機関が、脳波計を使ってさまざまな実験をした結果として発表をしている。睡眠中に反応する音のランキングをつけると、女性では赤ちゃんの泣き声がダントツの1位だが、男性ではベストテンに入ってこない。男性は、車のクラクションや風の音が上位にランキングされている。人間がまだ猛獣に追われていたような大昔、男は外敵の立てる〝異音〟に反応する必要があったが、女性は赤ん坊の声に反応する必要があった。だからそうなったんだな。

他にも、生物学的に男女は違う生き物なのかもしれない、と思える統計結果もある。心臓移植を行う場合、日本では、ドナーと患者さんの適合について、血液型の他には、体重しか考慮しないが、アメリカではなるべく同性であることを条件にしているんだ。手術後の追跡調査の結果が、その根拠としてあげられている。〝手術から30日以内に患者が死亡する確率〟を同性間と異性間で比較したら、同性間のほうが25％も低かったんだよ。

まさに、男と女は別の生き物、といったほうがいいかもしれない。もともとセッティングがぜんぜん違うんだから、考えていることも感じることも違うのは当然なんだよ」

帰ったら、真由子にも教えてやろう。

村田は聞いたばかりの話を頭の中にメモした。ただし、彼女のことを「エイリアン」などと呼ばないよう、気をつけなきゃ……。

「でも、歯科医院のスタッフは、女性が多いですよね？」

「そうだな」

「スタッフのことがわからないのもしかたない、と考えていいんですか？」

村田の脳裏にまた、清楚に整った中原の顔が浮かんだ。彼女については、自分が評価してきたスタッフだけに、間違いを認めたくない、という気持ちが村田には強かった。

妻にはいつも「あなたには女性を見る目がない」といわれる。

悔しいので「でもキミと結婚したじゃないか」と言い返すことにしているが、「選んだのはあなたではなく、私のほうだから」と、あっさり切り替えされている。

もっとも妻によると、ある程度わからないのは、それでいいのだそうだ。時折いら立つことはあるが、かといって女心をすべてわかる男がいいわけではないのだとか。「そんな男がいたら気持ち悪い」というのが、彼女の公式コメントだった。

「わかろうとする努力は必要だが、努力してもわからない部分は大きいままだろう、という割り切りも大切だ。自分には女性の気持ちがわからないのだ、と認識した上で、ものごとを決めれば、間違いが少ない」

伊坂の言葉を、村田は素直に受け取ることができなかった。

真由子の言葉と同じく妥協の言葉に聞こえる。

夫婦ならそれでもいいのかもしれない。だが、スタッフが経営の要だというなら、それでいいのか？　もし本当に、中原の持つ裏の顔が患者さんを減らしているなら、それを見抜き、対処する必要があるはずだ。

「わからないと困るじゃないですか？」

伊坂が笑った。

「数字の話と同じだ。あれもわからないと困ることだが、おおよそのことしかわからないだろう？　そんな時にどうすればいいか、もう学んだと思うが」

「税理士さんに相談しろ、ということですか？」

「そんなわけないだろう。税理士は数字の専門家だが、女性の専門家じゃないんだから」

「女性の専門家……、まさか、ホストでも雇うんですか？」

眉間に険しい皺をよせて、伊坂が黙り込んだ。

頬が紅潮し、噛みしめた口元が心なしかワナワナと震えている。

（まさか、歯科医院経営にひそむいかがわしい側面を言い当ててしまった？）

村田はうろたえた。

伊坂歯科医院では、ホストを雇って歯科衛生士をコントロールしているのか？　だとしたら、そんなダークなスタッフ対応を見抜かれた伊坂が、狼狽するのも当然だろう。あわてて村田が言い直そうとした瞬間、ブッと彼が吹き出した。

大口を開けてゲラゲラと笑いながら、膝を叩く。

「そ、その発想は、私にはなかったな。た、たしかに、ある程度女性心理は見抜けそうだが……ああ、苦しい。天然やから、キミ、たまにすごいギャグをいうなぁ」

「そ、そうですか」

「え、まさか、今の本気だったとか？」

「そんなわけないでしょう。ジョークですよ。単なるおしゃれなイタリアンジョークです。で、女性の専門家は、どんな人なんです？」

「単純なことだ。女性についての専門家は、他の女性だよ。村田歯科医院にも、女性スタッフがいるだろう。彼女たちの意見を聞けばいい」

「先生はそうしているんですか？」

「うちでは、新人を採用するときも、私は面接しない。歯科衛生士の桃瀬が面接して、その結果を私に報告してくれる。彼女が〝雇うべきだ〟といえばその候補者を雇うし、〝見送れ〟というなら、雇わない」

「そんなことで大丈夫なんですか？」

「そのほうが大丈夫なんだよ。私が自分で面接して採用を決めていた時期もあった。その頃入ったスタッフは、ものの見事に全員ハズレだったよ。私には、明るくてハキハキしたいい子に見えるんだが、雇ってみると、他のスタッフとトラブルを起こしたり、患者さんにうまく対応できない、といった問題が起きるんだ。

誰でも面接のときはいい顔をするものだ。その奥にある資質や人格をちゃんと見抜けていない、ということがよくわかった。だから、桃瀬の判断を尊重するようにしている。不得手なことをわざわざ私がやる必要はないからな」

（うちなら、誰にやらせればいいのだろう？）村田はスタッフの顔を思い浮かべた。

定量分析の前ならすぐさま「中原がいい」と思ったはずだ。だが、彼女に問題があるなら、他に誰がいる？　助手の緑川は明るい性格だが、若すぎる。職場の構成を考えて人を選ぶ力はないだろう。

受付の赤坂はアラフォーだけあって、人を見る目はありそうだが、好き嫌いの激しい性格は、人を選ぶには向かない気がする。歯科技工士の白石は人づきあいが苦手なオタクだし、それよりも男だ。

だとすると、歯科衛生士の蒼井か……。生真面目な彼女は適任とも思えるが、すべてを任せられるほど、はたして信頼できるものか。

伊坂が全権委任する桃瀬とは、どんなスタッフなのか、村田はひどく気になった。

「実際に話してみるといい」

あっさりと伊坂はインターホンを取り上げ、彼女を呼んでくれた。

現れたのは、落ち着いた雰囲気の小柄な女性だった。

「はじめまして。歯科衛生士の桃瀬愛と申します」

名刺を差し出す物腰はきびきびしていて丁寧だが、他に感じることはとくにない。

なんだ、普通じゃないか、と村田は少し失望した。伊坂がそこまで信頼するスタッフなのだから、自信に満ちたキャリアウーマン風の美女を想像したのだ。

これなら、蒼井でもできるかもしれない。

村田の心の内を読み取ったように、桃瀬がいった。

「院長には信頼していただいていますけど、特別なことができるわけじゃないんですよ」

「そ、そうなんですか」

「ええ、私自身が働きやすいよう、勝手にやらせていただいている、という感じかもしれません」

「スタッフを選ぶ際に、どんなことに気をつけていますか？」

少し考えて、桃瀬が答えた。

「ごく普通のことです。清潔感があって、明るくて、ハキハキしていることでしょうか」

たしかに彼女のいうとおりだ。ごく普通だ。

村田が中原を気に入っていたのも、そういう人材だと思ったからだ。

「あと、一番必要なのは、うちのやり方に馴染んでくれることです」桃瀬が言葉を足した。

「やり方というと?」

「患者さんに対する、サービス業のような接遇です。人によっては、歯科医院でそんなことは必要ない、と思っている方がいます。そういう方は、うちには不向きですから、採用しません」

「でも、歯科衛生士は基本的に売り手市場ですよね。性格がよくて、そんなふうに考えてくれる人を見つけるのは、難しくないですか?」

「簡単ではありません。でも、不可能でもありません」

桃瀬の口調は静かだが、しっかりとした自信に満ちていた。

「うちにあなたのような歯科衛生士はいません。募集したからといって、出会えるものかどうかもわかりません」

「出会えるさ」伊坂がいった。「強く願っていれば、出会える」

またそんな乙女チックなことを……。

村田は眉をしかめた。思ったからといってかなうなら簡単だ。そもそも医院の経営安定を思っている、鼻血が出るほど強く思っているが、かなわないではないか。

結局、伊坂は桃瀬という人材に出会えた。単にその幸運があったから、安定的な医院経営ができているだけじゃないのか？

「努力した人間が、必ず成功するとは限らない。だが、成功した人間は必ず努力している。こんな言葉を知っているか？」伊坂がいった。

「どこかで、聞いたことはありますけど」

「では、努力しても成功しないのは、どんな人間だと思う？」

「運に恵まれなかった人でしょう」

「違うな。努力する方向が間違っていた人間だ。正しい方向に向かって努力した人間は、必ず成功する」きっぱりと伊坂は言い切った。

「先生のように？」

「まあ、そうだな。私の成功は、桃瀬くんに出会えたことだ。そして、それは誰にでも起こることだと思っている」

村田には、その言葉を素直に信じることができなかった。売り手市場の歯科衛生士を雇うことは、簡単ではない。ましてやいい人材に出会える確率は、どれほど低いか。

「ただ漫然と面接にきてくれる人を待っていたのでは、そのとおりだ」

村田の心の内を読んだように、伊坂がうなずいた。

「だが、桃瀬くんはうちに面接にきてくれた。歯科医院はコンビニと同じくらい街中にたくさんあるのに。なぜだと思う？」

「なぜなんです？」村田は伊坂ではなく、桃瀬にたずねた。

「求人票を読んで、こちらなら、私が望むマンツーマンのケアを患者さんに行える歯科医院かもしれない、と思ったからです」彼女が答えた。

「私は、求人広告を出すときや、派遣会社に人材を要請するとき、２つの情報を必ず提供する」と伊坂がいった。

「ひとつは、うちがマンツーマンで患者さんのケアを行える歯科医院であること。もうひとつは接遇技術を磨くことに興味のある、責任感のある人材を募集していることだ」

「でも、そんな簡単なことで……」

「では、キミのところでは、どうやって求人している？」

村田は答えに窮した。

歯科衛生士を探すとき、村田歯科医院では、日給や勤務時間帯など、基本的な情報しか発信していない。どんな人材を求めているのか、どんな仕事をしてほしいのか、村田歯科医院はどんな職場なのか、そういった情報を公開したことはない。

だから、やってくる人材もバラバラ。いや、むしろ桃瀬のような優れた人材は、経営意識の低い歯科医院として、村田歯科医院を避けている？

「もっとも、うちが安定するようになるまでは、やはり山あり谷ありだったよ。この桃瀬くんにも〝もう辞める！〟と何度いわれたか」

　桃瀬が笑った。

「だって、最初に聞いていたことと、実際の伊坂歯科医院は、まったく違ったんですもの。スタッフはみんな、患者さんとどう接するか、なんて考えていないし、伊坂院長も、患者さんには優しいですけど、その分、スタッフには本当に厳しい暴君でした」

「今は、あの、えっと……？」

「今は暴君じゃないのか、ですか？　厳しいようですけど、私たちを信頼して、任せてくれるようになりました。ですからみんな、やりがいを感じて、お仕事を頑張れるんだと思います」

「職場としては、いい医院ですか？」

「ええ、もちろん」力強く桃瀬がうなずいた。

「そうでないとしたら、院長のせいではなく、私が悪いっていうことになります。スタッフを選んでいるのは、私ですから」

　村田は足元に視線を落とした。

（うちのスタッフに同じ質問をしたら、誰か一人くらいは「村田歯科医院はいい職場だ」と断言してくれるだろうか？）

　いや、そもそも村田自身、そんなことを口にする自信はない。

「あの、なにか、スタッフ選びのヒントはありませんか？」

「そうですね。先ほどもいいましたが、もしうちと同じようにケアを重視した経営を、とお考えでしたら、やはりその人の考え方を重視する必要があります。歯科医院はサービス業だ、という考え方に賛成していただけない方は、うちではご遠慮いただいています。

面接にくる方には、２つのタイプがいます。ひとつは、今まで他の歯科医院で働いていた経験者。もうひとつは学校を出たばかりの新人さん。経験者の場合はとくに、注意が必要です。これまで働いていた歯科医院でマンツーマンケアの経験がなく、しかもそれを望んでいない方に、新たにサービス業としての意識を植えつけるのは、かなり難しいんです。その点は、新人さんのほうが、柔軟性があっていいですね。もちろんその分、技術については、一から教えていく苦労がありますけど」

「なるほど。スタッフを選ぶ基準は、ケアに対する考え方ですか……」

村田はしっかりと心に刻んだ。

「あと、素質ですね」

「素質？」

「ええ。考え方は教え込むことができますし、ケアの技術も教え込むことができます。同じように、接遇技術も学んでもらうことができます。でも、本質的な性格がサービス業に向いていない方は、あまり成長しません」

「要するに、身長180センチで体重80キロなら、プロ野球選手になれる率は高いが、165センチ、50キロじゃ、ほとんどの場合、たいした選手になれない、ということだ。絶対じゃないが、確率は高い」伊坂がいった。

これは村田にも、わかる気がした。もとから明るくハキハキした人間なら、サービス業に向いているが、そうでない人間をいかに訓練しても、ある一定のところで止まり、患者さんから信頼され、好感を得られるスタッフにはなれない、ということだろう。

桃瀬は「村田先生にも、出会った瞬間に好感が持てる人、というのがいるでしょう？相性もありますけど、その人自身が持っている人としての資質が大きいと思います。その人がいるだけで雰囲気が明るくなる人、安心感を持てる人、そんな人はサービス業では、とても高い素質を持っている人なんです」と素質を強調する。

中原のことも、村田はそういうスタッフだと思っていた。好感を持っていたが、それは彼女が院長である自分に対して、そういうキャラクターを演じていたからなのだろうか。

「選んで、間違いだった、ということはないんですか？」

「ありますよ」桃瀬が笑った。

「そんなときは、どうするんですか？」

「院長に報告して、基本的には辞めてもらいます。たいていは本人も、ここには自分が不向きなことを感じていますから、円満に退職してくれます」

きっぱりと言い切る彼女の口調からは、伊坂に対する強い信頼がにじんでいて、村田は少しばかり嫉妬のようなものを感じた。

スタッフと院長の間にしっかりとした信頼感がなければ、こうはいかないだろう。もし蒼井に人選を任せ、彼女がすすめる人材を雇ったのに、すぐにその新人は職場に不向きだ、と告げられたら、自分なら彼女の判断能力を疑ってしまう。そしてそうなれば、蒼井は次から判断を下しにくくなる。不向きだと判断したスタッフでも、村田が気に入っているようなら、そのまま残してしまうのではないだろうか。

伊坂歯科医院のシステムは、根底にしっかりとした信頼関係があって初めて成り立つシステムだ。

「伊坂先生はいっさい、反対しないんですか？」

「しないよ」伊坂がうなずいた。

「任せきりで、心配じゃないんですか？」

「まあ、そういうこともある。たとえば、1年前に彼女が、ぜひにというから採用したスタッフは、1ヵ月で辞めると言い出した。その後も事あるごとに、泣くし、辞めたいという。これは桃瀬くんもミスしたな、と思ったが、彼女から〝辞めさせたほうがいい〟というアドバイスがないから、放置していた。しばらくして、泣かなくなったな、と思ったら、患者さんからずいぶん慕われるスタッフに変わっていた。今では、うちでも一、二を争う人気の歯科衛生士だ」

「真面目な子ほど、落ち込んだり、悩んだりすることが多いんです」と桃瀬がいう。

「うちでは責任を持たせて、患者さんのケアを全部任せますから。生真面目な子ほど、自分にはとても無理、と思ってしまうんです。だけど、その通過儀式をうまくクリアできたら、すごくいいスタッフになるんです」

　伊坂がニヤリと笑った。

「俺なら、もう辞めさせたほうがいい、ってすぐに判断してしまうところだがね。結局、桃瀬くんに任せて正解だし。そのほうがずっと楽なんだ」

「うちでも、そうしたほうがいいでしょうか?」

「こればかりは、1人ではできない。信頼できる女性スタッフがいるなら、彼女と話をしてみることだ。そのときの注意事項をいうから、ちゃんと守るんだぞ」

「な、なんでしょう?」

「話し合いの中で、3回以上、〝ありがとう〟というんだ」

「でも、どんな話になるか、わかりませんから……」

「どんな話になろうと、〝ありがとう〟ということ。いえるところを積極的に探すんだよ」

「わかりました。他には何か?」

「〝キミが成功したら、それはキミが頑張ったからだ。でもキミが失敗したら、それはボクがちゃんとサポートしなかったからだと思う〟そう伝えるんだ」
「そういう会話になるかどうか、わからないじゃないですか」
「なるよ。そうなるようにするんだ」

★伊坂先生からのアドバイス②

【必ず出会える、信頼できるスタッフ】

医院経営のカギとなるスタッフですが、良いスタッフをそろえるためには、2つのポイントがあります。

それは「採用」と「育成」です。

とくに患者さんとの関係を重視するケアでは、スタッフの素質が大切です。育成によってスタッフの意識は変化し、接遇技術は進歩しますが、根底にある人柄や人格まで変えることは容易ではないからです。

本書の中では、伊坂ドクターの信頼するスタッフとして、桃瀬という歯科衛生士が登場します。実際、成功している歯科医院には、この「桃瀬」が不可欠です。こう書いたら、村田先生と同じく「そんなスタッフに出会えた院長は、幸運なだけじゃない

か」と思われるかもしれません。

ですが、出会いはただ偶然の産物ではありません。求める人材を具体的にイメージし、獲得するためのアクションを起こし続けることで、出会いは生まれるのです。接遇を大切にしてくれること。マンツーマンでの患者さんの囲い込みに賛同し、責任感を持って接遇にあたってくれること。望む人材のイメージを具体的に告知することで、意識の高い候補者だけが集まるようになります。そこで、プロ意識の高い候補者に対して「あなたの能力を発揮できる魅力的な職場です」とアピールするのです。

では、そんな告知の結果、多くの候補者がやってきた、としましょう。ここで問題となるのが、スタッフの選抜です。

歯科医院スタッフの大半は女性であり、多くの男性院長にとって、女性スタッフの内面を読み取ることは容易ではありません。本書では、採用にあたって、女性スタッフによる人選を推薦しています。院長だけが面接して人選した場合、医院にとって価値のある人材を採用せず、スタッフ間の和を乱したり、患者さんの信頼を損なうような人材を採用してしまうことが、多々あるからです。

これを避けるためには、女性スタッフによる選抜が、たいへん有効です。女性は女性の内面を読み取ることに長けているため、彼女たちの意見を取り入れた人選には、非常に正確なチョイスが期待できるのです。

また、スタッフをスタッフに選ばせることで、職場の雰囲気に合った人物を選ぶことができます。好き嫌いのみで選ぶのは問題ですが、すでに働いているスタッフが、「好感が持てる人」を選び、「苦手なタイプ」を排除することで、職場の和やチームワークを保つことができます。スタッフ間に不和が生じると、職場の雰囲気が悪くなったり、仕事の効率を下げてしまうことは少なくありません。こういったトラブルを未然に防ぐ策としても、非常に効果的です。

さらに、スタッフ育成においても、この採用策は有効です。院長が選び、否応なしに押しつけられたスタッフではなく、自分たちで選んだスタッフですから、ベテランのスタッフたちも、新人の仕事ぶりについて、一定の責任感をもって自主的に監督し、さまざまな面で、育成にも積極的に参加してくれます。

既存のスタッフが一丸となって、新しいスタッフを育てる。そんな職場環境が構築できたら、あなたの歯科医院は継続的に発展していきます。

信頼できるスタッフにスタッフ管理を任せる

翌日、医院の診療が終わった後、村田は蒼井に残ってもらった。

妻の真由子にも相談してみたのだが、医院スタッフの中で、採用を任せられる人材がいるとしたら蒼井だけ、という意見は村田と同じだった。

「真由子がやってくれたらいいのに」と村田がいうと、家庭との両立はできないから、医院の仕事にはかかわりたくないというのが、彼女の答えだった。

「それに、医院のことはやっぱり、そこで毎日働いている人でないと、わからないことが多いわ。中途半端に私が口を出すのは、スタッフの方に失礼だと思う」

たしかにそうかもしれない。医院のことは、そこで働く自分とスタッフでなんとか切り盛りするのが筋というものだ。

片手間でしかかかわることができない真由子に頼るのではなく、しっかり継続できるシステムをつくらなければ、改善は効果を発揮しないだろう。


「今日も少なかったな、患者さん」

院長室にやってきた蒼井に椅子をすすめながら、村田は笑みをつくった。

「すみません」蒼井はうつむいた。表情は硬く強ばり、まなざしはドンヨリ暗い。

「あ、いや、キミのせいじゃないんだよ。ボクの責任だ」

伊坂に押しつけられた課題を思い出して、村田は言葉を付け足した。

「ありがとう。いつも頑張ってくれて」

蒼井が顔を上げた。怪訝《けげん》そうに、村田の顔をのぞき込む。

院長、どうかしちゃったのだろうか、という表情だが、暗い影は少し薄らいでいた。

「キミやスタッフのみんなのおかげで、うちはなんとか回っているんだからね」

村田は必死に言葉を続けた。「本当に感謝している」

「でも、今日は患者さんが10人を切りました」

閑古鳥が鳴く待合室の様子を村田は思い出した。

(うちの待合室はあんなに広かったんだ……)

のん気な感想が頭をよぎったが、背中を伝い落ちる汗はヒンヤリと冷たかった。

受付の赤坂によると、近くの乗り継ぎ駅に、またパールデンタルクリニックの大きな看板ができたそうだ。これまで、村田歯科医院がパールデンタルクリニックに負けるのは、ある意味仕方のないことと、どこか頭の隅で考えていた。もとから資本力が違うのだ。広告宣伝にかけられるお金、機器、スタッフの数も違う。

だがそんなふうに考えるのは、結局、敗北を正当化するための誤魔化しだったのかもしれない。真正面から問題に向き合うのが怖いから、面倒だから、最初から負けを認めようとしたのかも。

村田歯科医院をなくすわけにはいかない――村田は初めて、心からそう思った。

開業して以来、多くの患者さんを診てきた。むし歯の子供たち、お年寄りや仕事帰りのサラリーマン。どんな患者さんに対しても、一生懸命治療してきたつもりだ。経営で得られるお金も大事だが、歯の治療を通じて、そんな人たちの健康を守ってきた、という自負や誇りは大きい。

半年にわたるインプラント治療が終わった後、「こうして歯を見せて笑えるのは、本当に素敵なことね。ダイヤモンドより貴重だわ」といってくれた女性患者さんがいた。

医院は村田だけのものではない。スタッフのものでもない。これまで信頼して受診してくれた患者さんのため、地域のためにも、まだまだ頑張らなければいけない。少なくとも、地域の人たちが選択できるように、村田歯科医院は生き残る必要がある。

そんな思いが彼の心に火をつけたのだ。

村田は、うつむいたままの蒼井に話しかけた。

「ハッキリいって、うちの経営は傾いている。タイタニック号みたいに……いや、そんな規模ではないから、台風に遭遇した小さなヨットだな」村田は笑った。

「そんな……」

「でも、嵐がきたから傾いているわけじゃない。もともと、船底には穴があいていて、浸水していたんだ。あまりにゆっくりだから気づいていなかっただけで、うちはやや沈没しつつあったわけだ。このあいだ、キミや緑川君が集めてくれた数字を税理士さんに分析してもらって、ようやくわかったよ。医院のことをいつも気にかけてくれてありがとう」

今度の「ありがとう」は、少し自然にいえた。村田は心の内で安堵した。

伊坂に与えられた課題は、「ありがとう」3回だ。

（あと1回。あと1回ありがとうといわなきゃ）

蒼井は落ち着かない様子で、何度も瞬きした。

「そこで、キミに頼みたいことがある」

「な、なんでしょう？」

「スタッフの管理を任せたいんだ」

「管理……？」

「スタッフを新規採用するときは、キミに選んでもらう。また、うちに向かないスタッフがいるなら、解任をボクにアドバイスしてほしい」

少し考えて、蒼井は首を横に振った。「申し訳ありませんけど、お断りします」

「なぜだい？」

「私には無理です」

「そんなことはないと思う。いや、そう信じている」

必死に村田は自分の思いを語り、伊坂に教わったこと、伊坂歯科医院で出会った歯科衛生士、桃瀬のことを話した。

「あの桃瀬さんのような存在になってほしいんだ。もちろん、ボクも頑張るけど、ケアで患者さんたちを抱え込んで、経営を安定化させるためには、スタッフの力を充実させる必要がある。うちでそれができるのは、キミだけだ」

「私にできると思えません」

「できるさ！　いや、やってくれないと、うちの医院はおしまいだ。私は、パールデンタルクリニックができる前から、たくさんの患者さんの笑顔を創造してきた。地域の患者さんたちを守るためにも、まだ負けるわけにはいかないんだよ」

蒼井の表情から、頑なものが消え、眼差しが揺らいだ。

それでも彼女は首を横に振った。

「院長のお気持ちはわかりますけど、やはり私はお力になれないと思います」

「なぜだい？」

うつむいた蒼井が、フーッと息を吐いた。それから顔を上げ、村田の顔を正面から見据えて、「私をそこまで信頼していただけない、と思うからです」という。

（ああ、そうか）

村田にも彼女の想いがわかった。桃瀬がその能力を発揮できているのは、伊坂が信頼してすべてを任せているからだ。だから、彼女は自分の思うとおりに、優れたスタッフを採用し、育て、伊坂歯科医院に向かないスタッフを医院から除外している。

伊坂と桃瀬に話を聞いたとき、奇妙な嫉妬すら感じたあの信頼関係を、蒼井との間に築けなければ、ただ形をつくってもダメ、ということだ。

「もし引き受けてもらえるなら、伊坂歯科医院で、伊坂院長が桃瀬さんに任せているのと同じだけの権限をキミに与えるよ」村田はそういって、さらに続けた。

「新人スタッフの面接は、キミだけでやる。いいと思う子がいたら、ボクに推薦してくれるだけでいい。その子を雇うから。解任についても同じだ。ダメだと思うスタッフがいたら、教えてくれ。話し合って、辞めてもらうようにするから。あと、スタッフの教育についても、接遇や技術面など、全面的に目配りをしてほしい」

話しながら、村田はだんだん不安になってきた。

考えてみれば、彼女に任せようとしている仕事は、質・量ともに、今までの仕事とは比べものにならないほど面倒で複雑だ。他の歯科医院に行けば、そんなややこしい仕事をする必要はない。あわてて、伊坂に教わったとおりの言葉を口にした。

「キミが成功したら、それはキミが頑張ったからだ。でもキミが失敗したら、それはボクがちゃんとサポートしなかったからだ……と思うよ」

「本当ですか？」

「あ、も、もちろん」

いそいで村田がうなずくと、蒼井が丁寧に頭を下げた。

「やらせていただきます。私でよろしければ……」

「あ、ありがとう！」

★伊坂先生からのアドバイス③
【あなたの歯科医院は、地域の口腔内環境を守る重要拠点】

本書は歯科医院の経営ノウハウを伝授するものですが、経営努力については「医療の本分に反するもの」とお考えのドクターも少なくありません。たしかに、患者さんを置き去りにした収益優先の経営は、認められるべきものではない、と思います。

ただ、歯科医師として治療に専念していれば、自ずと患者さんが集まる時代は、過去のものとなりつつあります。ご存知のとおり、保険点数は長く据え置かれ、診療報酬は徐々に削減されています。さらに、人口の減少に伴う患者数の減少に加え、歯科医院の急激な増加が、医院1軒当たりの患者数を減らしています。

こういった厳しい変化がすすむ中、医院における患者数の減少は、単純な割り算で進行するわけではありません。人口3000人、歯科医院3軒の地域で、歯科医院が2軒増え、5軒になったとします。この場合、1軒当たり1000人だった患者数が600人に減るわけでなく、もし新たにできた歯科医院が、経営力のある歯科医院だった場合、既存の歯科医院の患者数は300人、200人と、大きく減少してしまうのです。

外食産業や美容院などのサービス業と同じく、歯科医院も勝ち組と負け組に二分化される時代になった、といえます。

経営で後れをとり、患者さんが減少していけば、経営は苦しくなります。そうなったとき、マイナスの影響をこうむるのは、ドクターやスタッフだけではありません。地域の口腔内環境を守ってきた歯科医院が経営の危機を迎えれば、地域住民の方たちも、健康面で大きな不安を抱えることになります。

歯科医院の経営再建について、高いモチベーションを確保し、医院改善に向けて、一致団結して努力するためには、ドクターもスタッフも、こういった事実をしっかり認識することが大切です。

また、患者さんに対するスタッフの認識をコントロールするためにも、この共通認識は役立ちます。経営改善において、どうしても売上アップを目標とした努力を、スタッフに求めることが多くなってしまいますが、患者さんに対応するときには、根底にホスピタリティを優先する気持ちがなければ、患者さんから営利主義の歯科医院ととられる危険性が高まります。

収益とホスピタリティを両立する上で、歯科医院の存在意義を共通認識とすることは、非常に重要なことです。

歯科衛生士がスタッフを育てる風土のつくり方

翌日、村田はまた伊坂歯科医院を訪れた。今度は蒼井にも一緒にきてもらった。

「あの、お腹が痛くなってきました。伊坂先生って、一度お会いしましたけど、ちょっと怖い感じの人ですよね」

緊張に少し青ざめている蒼井に、村田は笑って見せた。

「ボクもいまだにけっこう緊張するけど、機械オタクの面白ドクターだと思えばいいよ。最近は税理士さんの影響で、ダジャレなんかもいうし」

「そうなんですか」

「そうなんだ。あのダジャレに笑うべきかどうか、毎回悩まされるんだけどね」

院長室のドアを村田がノックすると、中から伊坂の声が返ってきた。

「どうぞ。面白ドクターの部屋にようこそ」

「あ、え？　ええー？」と、目を白黒させながら村田が部屋に入ると、伊坂と桃瀬が待っていた。机の上にはノートパソコンが置いてあり、９分割された画面には、院内のあちこちがしっかり映し出されていた。

ムスッとした顔で伊坂が「院内モニターだよ。もちろん音声もちゃんと入るようになっている」といった。

「す、すごいですね」村田は必死に笑みをつくった。

「でも音声とかは、やっぱりそんなにクリアに入らないでしょうから、その、聞き違いとかもあるんじゃないですか」

伊坂がキーボードを操作すると、画面が切り替わり、村田と蒼井が歩いている様子が再生された。

「……するけど、機械オタクの面白ドクターだと思えばいいよ。最近は税理士さんの影響で、ダジャレも……」

よほどマイクの性能もいいのだろう。村田の声はハッキリと聞き取れた。

「もう、先生、やめてあげてください」桃瀬がいう。

「村田ドクターも、蒼井さんの緊張をほぐすためにわざといっただけですよ」

「スタッフ思いなんだな」口元をへの字に曲げたまま、伊坂がいった。

「じゃあ、緊張をほぐすために、なにかダジャレとかいえるんじゃないか?」

「だ、ダジャレですか?」

村田は凍りついた。何も思いつかない。落語家じゃないんだから、急に注文されたってダジャレなど無理というものだ。沈黙に空気がだんだん重苦しくなるのがわかるが、頭の中は真っ白だ。

「申し訳ありません。でもどうしても、伊坂先生のお知恵を拝借したいんです」

代わりに蒼井がいう。

次の瞬間、伊坂が笑い出した。

「アハハハ、うまい！〝ハイシャく〟とはね。蒼井君。村田歯科医院には惜しい人材だ」

「そんな……。でもこれで、院長を許してあげてくださいますか？」

「う、まあ、いいだろう。それより、うちにこないか？」

「それは……」

「先生、採用は私の仕事でしょう？」桃瀬が伊坂をにらんだ。

「そうだが、彼女はどうだ？　いい人材だろう？」

桃瀬が蒼井を見つめた。

じっくりと蒼井を観察して、それから彼女は表情を崩した。

「ええ、とてもいいスタッフになると思います。面接にきていただけるのなら、ぜひ採用したいですわ。でも、だからこそ、村田ドクターが手放さないんじゃないですか」

「も、もちろんです」あわてて村田は答えた。

「今回一緒におたずねしたのも、桃瀬さんにスタッフのあり方を教えていただこうと思ったからですし……」

「新しいスタッフを入れるつもりなのか？」

伊坂の問いに、村田はうなずいた。

「ええ。今までいた歯科衛生士には、辞めてもらうことにしたので……」

中原をどう思うか、昨日、村田は蒼井に率直に訊ねた。

答えをためらっていた蒼井だが、医院経営のために、正直に思うままを答えてほしい、と村田が迫ると、少なくとも接遇を大切にする医院経営を考えるなら、彼女は合わないかもしれない、というのが彼女の答えだった。

一見、愛想がよく言葉巧みなので、患者さんの受けはいいが、少し付き合いが長くなると、心がないことがよくわかる、というのだ。患者さんと親しげに話していても、本心から興味があるわけではないので、内容はほとんど覚えていない。次回会った際に、患者さんはそのことに落胆し、足が遠のく。

蒼井が注意やアドバイスをしても、「同じ歯科衛生士に命令されるのはマジムカつく」と言い放ったらしい。ふだん見ている中原の姿からは、そんな言葉を使うとは想像もつかないだけに、村田はただ驚くばかりだった。

トイレでタバコを吸っている、という緑川の証言や、キャンセルの多さなど、「傍証」がなければ、信じなかったかもしれない。

結局、中原には辞めてもらうことを決め、彼女に告げた。

突然の解雇通告で、もめることも覚悟したが、意外にも彼女はあっさりと了承してくれた。どうやら村田歯科医院の経営が危機的な状態にあることを、察知していたようだ。

自主退職ではないので、退職後1ヵ月分の給料はもらえるし、失業手当もすぐに出る。好条件で沈みゆく船から下りられるのは、まさに「渡りに船」だったのだろう。

「スタッフはスタッフが育てるのが、うちの基本です」桃瀬がいった。

「この方法には、3つのメリットがあるんですけど、わかりますか？」

少し考えて、村田は答えた。

「ひとつは、その仕事のことを一番よくわかっているスタッフが教えることで、すぐに戦力になること、でしょうか」

「スタッフ同士で、仕事のやり方や流れを共有することもできますよね」蒼井がいう。

「そのとおりです」桃瀬がニッコリ笑った。

「経験や知識があっても、歯科医院のやり方は、それぞれ医院ごとに違います。スタッフ構成や機器、機材が違えば、求められることが異なりますから。ドクターには、そういった仕事内容の細部や仕事の流れ、新しいスタッフに求められることは、わからないこともあります。私たちスタッフが教えることで、チームの一員として活躍できる人材を、短期間で育成することができるんです」

「もうひとつはなんでしょう？」村田は訊ねた。

「育てる側のスタッフも、ステップアップできることですね。子供のころ、弟や妹に勉強を教えてあげたことのある人なら、よくわかると思います。人に教えるためには、さまざまな知識を一度頭の中で整理しなくてはいけません。その過程で、育てる側のスタッフも、さらにいろんなことに気づき、ステップアップできる、というわけです」

「すごい……」村田は単純に感心するばかりだった。

「ノートをとらせていただいていいですか?」と、布製のバッグから厚手のノートと銀色のシャープペンシルを取り出しながら、蒼井がいう。

「どうぞ。ご自由に」桃瀬がうなずいた。

スタッフのやりがいは〝大義〟で引き出す

伊坂が「実際には、新人教育は難しいものだ。各企業がさまざまな工夫をしていることでもわかるだろう」と言い出した。

3年前に医院改革を目指したとき、村田もさまざまなことを試してみたので少しは知っている。たとえば、日本マクドナルドでは、接客を教えるのにビデオ教材を積極的に利用する。アルバイトの入れ替わりが激しい職場だけに、簡単に教育できるシステムが必要なのだろう。最近ではついに、任天堂のDSを利用した新人教育を行っているという。

「ゲーム機を使うなんて、ハイテクですね」桃瀬が笑った。「うちなんて、それに比べると、ずいぶんローテクですし、アナログです」

伊坂もうなずいた。「だが、アナログが実は一番優れた教育システムなんだ」

「どういうことですか？」村田は訊ねた。

「ゲーム機やビデオを使うのは、大勢を一度に教育しなくちゃいけないからだ。だが歯科医院は違う。スタッフの入れ替わりは、年に数人だ。一度に大勢教育する必要はない。さらに、どの店も基本的に同じシステムで回しているファーストフード店とは違い、歯科医院はそれぞれ、機材や治療内容、患者さんへの対応も違う。歯科医院に最適のシステムはマンツーマンの教育だ」

「そうですね。ですからうちでも、新しく入ったスタッフには、まず私のケアや患者さんへの対応を見学してもらいます。これは、すでに他の歯科医院で経験を積んでいる方でも同じです。それから、実際に患者さんへのケアを行ってもらいますが、このときには私か、私が教育係に任命した歯科衛生士がそばにつきます。技術的なことはもちろん、患者さんへの対応についても、そのとき気づいたことを教えていきます」

「たとえば、どんなことですか？」蒼井が訊ねた。

「細かいことを上げればきりがありませんけど、基本的には、患者さんに歯科医院へ行くことを気持ちいいこと、楽しいこと、と感じてもらえるケアを心がけるように、教えています。一般の方にとって、歯医者さんというのは、あまりイメージのいい場所ではありません。歯が痛くなって、どうしようもなくなったら行くところ、治療は痛いし、面倒なところ、というイメージを持たれている、と思って間違いありません。

それを変えるわけです。少なくともケアについては、気持ちいいし、楽しい、とイメージしてもらえるように。もちろん、簡単なことじゃありません。それなりの信頼と積み重ねが必要です。患者さんに好感をもってもらい、信頼してもらい〝あの人に会いたいから行こう〟と思ってもらうことが大切です。逆にいえば、それ以外で患者さんが歯科医院に好感を持つことはない、といってもいいでしょう。

私は歯科医院をサービス業だと考えています。とくにケアの場合、料金をいただいて、もちろん歯石除去などのケアも行いますけど、それ以上に〝心地いい〟と感じていただきたい、と思っているんです。

美容院と似ている部分が多い、と院長先生はいっていますけど、もしかしたらそれ以上に強く〝サービス業であること〟を意識する必要があるかもしれません。ご自身が美容院に行くときのことを考えてみてください。どんな楽しみがありますか？」

少し考えて、蒼井が答えた。「やはり女性ですから、カットやカラーリングでキレイにしてもらえる、という楽しみでしょうか」

「そうですよね。でも歯科医院で行うケアには、そんな楽しみはほとんどありません。強いていえば、審美歯科的な部分がそれに近いかもしれませんけど、それを経営の柱に据えられる医院は少数です。一般的な患者さんたちが受けるケアは、予防的なものがほとんどで、施術を受けることが楽しみ、と感じられる部分は美容院よりかなり少ないんです。ですからその分、さらに接遇を充実する必要がある、と私は考えています」

「でも、たしかに楽しみはないかもしれませんけど、ケアには歯を守る、という効果がありますよね」

「そのとおりです。ただ〝だから面倒でもケアに行こう〟と考える方は、あまり多くありません。積極的にケアにやってきてくれる患者さんは、よほど几帳面な方か、歯について意識の高い方、あるいは歯について大きなトラブルを経験していて、ケアの重要性を認めている方くらいでしょう」

「ケアの重要性を、医院でもっとアピールしてみたらどうでしょう？」

「すごくいい考えだと思います。実際、伊坂歯科医院でも、口腔内環境を守るために、ケアを含めた予防の重要性は、さまざまな形で、患者さんにお伝えしています。ただ、この予防について語るときにも、やはり先に接遇の充実があるのとないのとでは、効果が大きく変わってきます。なぜだかわかりますか？」

少し考えて、蒼井が答えた。

「怖がらせている、と思われるから、でしょうか」

「そう、そのとおり」桃瀬がニッコリ微笑んだ。
「私も失敗したことがありますし、やる気がある新人ほど、これが原因でよく患者さんとトラブルになるんです。ケアを含めた予防が、歯周病やむし歯の予防になることは間違いない事実です。だから、歯を守るためにも、定期的にケアにきてくださいね、と伝えることは間違いじゃありません。でも、信頼関係がない歯科衛生士にそういわれたら、患者さんの中には〝きてほしいのは、私の歯のためじゃなく、医院の売上のためだろう〟と受け取る人がいるんです。

実際に、そう口にする方は少数だとしても、小さな疑いを持つ方は、けっして少なくありません。1人の方がそういったとしたら、実際には数倍、数十倍の人が同じことを頭の中で考えている、と思っていいでしょう。そして、売上のために何かをすすめている、という疑いを持たれたら、もうその歯科衛生士の言葉は、患者さんには届きません。たとえどんなに正しいことをいっていてもダメです。人に何かを伝えるには、それだけデリケートな配慮を必要とするのです」

蒼井の表情が曇った。「そこまで気をつかうのは、医院の経営のためですか？」

「そうじゃない、といえば嘘になります。私は経営も大切だと思っていますから。でもそれ以上に、患者さんのことを考えています。伊坂先生にも、そうお伝えしていますから、時には先生と意見がぶつかることもあります」

「そんな時はどうするんですか?」

桃瀬が笑った。

「ごめんなさい、というんだよ、私が」仏頂面で伊坂がいった。

「本当ですか?」

笑いながら桃瀬がうなずいた。

「こんな顔をしていますけど、先生は私が自分を優先しているわけじゃなく、患者さんを優先していることをちゃんと理解してくれています。ですから、行き違いや理解の違いがあったとしても、コミュニケーションをとることで、解決できるんです」

チラリと村田のほうを見た蒼井の眼差しには、不安げな色がにじんでいた。

「大丈夫だ」伊坂がいう。

「村田先生は、私ほどハンサムじゃないし、ダジャレも下手くそだが、基本的には何が正しいかくらいは理解する人だ。いや、そうなるように、私がビシビシ教育するよ」

「あ、え、え〜と、お願いします」

思わず深々と頭を下げた蒼井に、村田は苦笑いするしかなかった。

桃瀬が「話が少し戻りますけど、私が接遇を大切にするのは、単に経営のためだけではないんです。患者さんのため、と私は考えています」という。

「どういうことですか?」村田が訊ねた。

ケアを充実させれば、経営が安定する。だからこそのスタッフ教育なのだ、と伊坂には教わった。たしかにそのとおりだと思うから、蒼井を連れてきたのだ。

「先生もご存知のとおり、口腔内環境の良し悪しで、人の健康は大きく左右されます。歯周病が心臓に悪影響を与えることは有名ですよね。とくに高齢者では、歯周病を抱えていた場合、心臓疾患や動脈硬化などを発症するリスクが大きく高まります。また肺炎を引き起こすリスクも高まる、といわれています。

口腔内環境のケアは、患者さんの健康を守る重要な施術でもあるんです。接遇が理由できてくれたのだとしても、そこでケアを行えば、地域の人たちが大きな病気にかかるリスクを軽減できるわけです。もしその人たちがケアにこなければ、歯周病を発症したり、発症している歯周病が進行するかもしれません。せっかく健康だった人が糖尿病や心不全、肺炎など、場合によっては命を落とす危険性のある病気になってしまうかもしれません。経営だけでなく、私はこういった病気を予防し、患者さんたちの健康を守る責任を負って仕事をしているのだ、と考えています。このことを院長は〝大義〟といっています」

蒼井がため息をついた。「すごいです。でもそれだけの責任を感じてお仕事をしている桃瀬さんは、しんどくないんですか？」

「どう考えるか、かもしれませんね。たしかに面倒で大変ですが、やりがいはあります。自分が考えて、工夫したことが、社会的にも大きな成果を上げていると思えますから。目に見えない成果かもしれませんけど、患者さんが評価してくれることもありますし」
「評価……ですか?」
「ええ、こういうお仕事をしていると、直接的に評価をしてもらえることもありますよね。患者さんから、〝ありがとう〟といわれたり、お手紙をもらったり。でもそういうことがなくても、数字がくれる評価というのも大きいんです。

たとえば村田歯科医院でも、キャンセル率という数字を出してみた、と聞いています。もうひとりの歯科衛生士さんに比べて、蒼井さんの数字がすごくよかったそうですね。そういう数字の一つひとつは、患者さんたちの「喜びの声」なんです。あなたにケアしてもらったことが気持ちよかったから、そして信頼できたから、予約をキャンセルしないでまたきてくれるのですもの。

キャンセル率だけじゃありません。リコール率や売上など、さまざまな数字があります。もちろん医院が管理する数字ですから、そのすべてを歯科衛生士が知る必要はありませんけど、いい数字を知ればモチベーションが上がりますし、そうでない数字には、反省点を探します。

私はそういう環境でお仕事することを望んでいましたし、楽しいと思っています。もちろん、人の考え方はそれぞれですから、みんながそう思うべき、なんて考えていません。与えられたお仕事をきっちりこなせばそれでいい。それ以上のことを要求されない歯科医院のほうが、職場としては好ましい、と感じる方もいるでしょう。ただ、接遇を重視する伊坂歯科医院には、そういう方は向かない、と思っています。なぜなら、患者さんへのケアを担い、接遇の質を上げていくことができるのは、スタッフだからです。

ですから、村田歯科医院をうちと同じシステムで経営改善しようとするのでしたら、やはりスタッフ一人ひとりがケアを重視するシステムに適した方でないと、戦力にはならないでしょう。もちろん、あなたを含めて」

桃瀬に見つめられて、蒼井は頬を赤らめた。だが目を伏せることなく、真っ直ぐに桃瀬を見つめ返す視線には、強い決意がにじんでいた。

「できるかどうかわかりませんけど、私は桃瀬さんのような、仕事にやりがいを感じられる職場にしていきたい、と思っています」

桃瀬がニッコリ微笑んだ。

★伊坂先生からのアドバイス④
【スタッフがスタッフを育てることで、相乗効果が生まれる】

スタッフ教育において、スタッフがスタッフを育てることを、私はおすすめしています。そのメリットは次の3つです。

①医院で要求される仕事にもっとも詳しいスタッフが教えることで、新人が短期間で戦力になるスタッフへと成長する

②育成過程で、他のスタッフとさまざまな情報を共有することができる

③教える側のスタッフも、再度仕事内容や接遇について意識することで、より高いレベルへの成長が期待できる

その他、ドクターの手間が省ける、といったメリットも大きいでしょう。

スタッフ教育の具体的な方法については、第4章を参照してください。

本章では、責任感を持って接遇技術を磨き、ホスピタリティを意識してくれるよう、スタッフのモチベーションを維持する要素を紹介しました。

歯科医院に限らず、どんな職場でも、モチベーション維持のカギになるのは、その行動によってもたらされる**「報酬」**です。歯科医院の場合、スタッフに約束される「報酬」は3つあります。**「評価」「実利」「大義」**です。

報酬としての「評価」は、医院スタッフや患者さんからの評価を意味します。キャンセル率などの数字、あるいは患者さんからの「感謝の言葉」は、スタッフにとって励みになるものであり、単純に喜びをもたらすものです。こういった快感は報酬として認識され、やりがいを育てる大きなエネルギー源になります。

報酬の中でも「実利」はもっともわかりやすいものです。給与やボーナス、あるいは医院主催の食事会や旅行など、「評価」の結果として「実利」が伴えば、スタッフのモチベーションはさらに高まります。

そして、スタッフのモチベーションを高めるための報酬の最後は「大義」です。

経営者ではなく、雇われている立場のスタッフについては、どうしてもドクターよりもさらに経営に対する意識が希薄になります。

接遇の向上により、ケア患者を増やしたとしても、仕事が増えるだけと認識するのは、ある意味、自然なことでもあります。そんなスタッフに、接遇の充実を求めるのですから、彼女らのモチベーション維持には、努力と配慮が必要となります。

本書でご説明したとおり、「接遇の充実によって来院をうながすことで、患者さんの健康を守ることができる」という大義は、このモチベーションを維持する上で、高い効果を持ちます。

積極的に来院患者さんを増やすことは、経営面でメリットだけではなく、「患者さんの健康を守るために必要なこと」と認識させることで、スタッフの意識を大きく変えることができるのです。

第4章

伊坂歯科流スタッフの採用と教育方法

スタッフに採用を任せてみる

中原が辞めた後を埋めるために、村田はさっそく求人広告を出し、派遣会社にも連絡をとった。今回は、ただ金銭面や待遇を告知するだけでなく、患者さんとマンツーマンでケアを行えるやりがいのある職場であること、さらに積極的に接遇を学ぶ気持ちを持っている人材を求めていることを、求人情報に加えてもらった。

売上が減っている中、スタッフをまた増やすことは冒険だったが、ケアを充実させていくならこれしかない、と村田は思った。経営上の数字を見てくれた川上も、まだそれだけの余裕はある、と太鼓判を押してくれた。

彼のすすめで、ターミナル駅に看板も設置した。それだけでも、新規の患者さんは少し増えたが、せっかくきてくれた新患がケア患者として定着しないと、医院がジリ貧に……。村田自身もこれまでの失敗を糧に、必死に好感を持ってもらえる接遇を心がけた。

伊坂は、ごく普通のことをやり続けることが大事なのだ、としか教えてくれなかったが、伊坂歯科医院を後にしようとした村田に、桃瀬が一冊のビジネスマナーの本を手渡してくれた。

「院長先生は、こういう本で勉強されたそうです」

古びた本は、あちこちのページが折ってあり、赤ペンで線が引かれていた。伊坂にも苦労した時代があったのだ、とよくわかる資料だった。

「院長のご本を勝手に持ってきて、大丈夫ですか？」

村田が訊ねると、桃瀬が笑った。

「私の机の上に置いてあったんです。〝村田ドクターにお渡ししていいですか？〟と訊いたほうが、怒られます」

本の中には大量の書き込みがあった。3年前に伊坂に教わったことがほとんどだった。患者さんに対応する際には、まず挨拶をする。名前を名乗り、名刺を手渡す。ビジネスマンが、相手に対する敬意をそうやって表すのと同じく、患者さんに対しても、けっして上からものをいうのではなく、敬意を持って対応すべし。

読んでいて、村田は顔から火が出る思いだった。

3年前に教わったときには、これからは実行していこうと思ったのに、いつの間にかおろそかになっていた。最近では「こんにちは」と挨拶はするが、名乗ったりしない。というのは、以前、名乗った患者さんに「くるのはもう三度目ですから、先生が村田さんなのは知っていますって」といわれたからだ。

患者数が増えて忙しくなってから、医院建て直しの決意は徐々になし崩しになっていった。対応はいい加減になり、接遇は適当になっていた。それでも患者さんがくるので、大丈夫、と考えるようになっていたのだ。

今さらだが、村田は名刺を新調した。知り合いのデザイナーに頼んで、ちょっとスタイリッシュな名詞をつくった。大きめの文字をつかい、名前には読み仮名もふってある。お年寄りや子どもでも読みやすいように、という配慮だ。考えてみれば、これまでそんな心くばりをしてみたこともなかった。だがやってみると、これが意外に楽しかった。

「見やすくてキレイな名刺ですね」と褒めてくれる患者さんもいる。

人が喜んでくれることは、単純に嬉しいものだ。


求人広告を出して2日目に、面接を受けたい、という歯科衛生士からの電話があった。電話を受けた受付の赤坂は、村田の指示どおり、蒼井に回した。電話口で話している彼女の背中を見つめながら、村田は少しばかり落ち着かないものを感じた。

本当にすべてを任せてしまって大丈夫なのか？

不安がムクムクと頭をもたげかけたが、妻の言葉を思い出した。

「あなたはスタッフの採用で、ずいぶん失敗してきたんだから、少なくとも、それより悪いことにはならないわよ」

そうかもしれない。それに、今回は求人広告にも、求める人材の条件を明記した。読んだ上で、そういう歯科医院なら、と感じた人間が応募してくるのだ。とりあえず免許を持っている人間だが、どんな人物がやってくるのかわからなかった今までとは違う。

接遇について意識の高い人材がきてくれる可能性は高いはずだ。

翌日、面接に訪れた女性は、すらりと背が高く、いかにも有能そうな歯科衛生士だった。話しぶりもハキハキしていて、好感度も高い。今までの村田なら、10分話しただけで採用を決めていたかもしれない。だが、「いつからこられますか？」と訊ねたくなる気持ちを抑えて、蒼井を院長室に呼び入れ、自分は席を立った。

ジリジリしながら治療室で待つこと30分。ようやく村田のもとにやってきた蒼井は、首を横に振った。

「なぜだ？　けっこういい感じだと思ったけどな」

「有能な方だと思いますけど、うちには向かないと思います」

「どういうところがダメなんだ？」

「お化粧がちょっと……」蒼井は答えた。

「電話でお話ししたときに、私、ふだんお仕事にこられる格好できてください、と伝えたんです。彼女の香水、気づきませんでしたか？」

「少し強い感じはしたけど……」

「歯科衛生士は、患者さんとの距離が非常に近いお仕事です。女性の患者さんや年配の方の中には、強すぎる香りを嫌がる方が少なくありません」

「問題がその点だけなら、話をして、香水を変えてもらえばいいんじゃないのか?」

「そういうこともお話ししてみました。でも、あまり関心がないというか、患者さんがどう感じるか、ということに無頓着な印象を受けました。ですから……」

蒼井の説明は村田にもよくわかった。たしかに、自分が面接していたら、香水や化粧など気にも留めなかったはずだ。香水だけを問題にして人を選ぶことに、釈然としない部分はあるが、蒼井には何か感じるものがあるのだろう。

そこを追求すれば、蒼井は自由に人を選べなくなる。彼女に任せる意味は消えてしまうだろう。焦りを抑えて、村田はそう、自分に言い聞かせた。

「わかった。じゃあ、次の応募者に期待しよう」

1週間後、また電話での問い合わせがあった。

今度は人材紹介会社からだった。以前に使ったことのある大手だ。

電話の翌日、若い男性の担当者と一緒に、40歳前後の女性がやってきた。ポッチャリやわらかく太った彼女は、笑顔の明るさが魅力的だった。子どもやお年寄りに人気が出るに違いない。村田はそう思ったが、面接した蒼井は、またしてもNOだといった。

「あの人、目が笑っていないんです」村田の反応をうかがいながら、彼女がいう。

「どういう意味だい?」

「顔はいつもニコニコしているんですけど、たぶん心の中は違うんです」

「なぜわかるんだい？」

「友だちのお母さんに、そっくりな人がいたので。中学時代に親しかった友人のお母さんでした。友だちに比べて、私のほうが成績もよくないときには、すごく優しくて親切でしたけど、成績が追いついてくると、急に冷たくなってしまって……。

今日の方は〝歯科衛生士の仕事を数字で管理する〟というお話をしたら、〝数字で勝ち負けを決めるの、私も賛成です〟と喜んでおられました」

「いいことじゃないか」

「数字を意識するのはいいことだと思いますけど、でも、それを目安や目標と考えるのではなく、〝勝ち負け〟ととらえる方は、スタッフみんなが助け合ってお仕事をする環境で、コミュニケーションをとるのが難しいのでは、と思います」

思わず上げそうになったうなり声を、村田は喉の奥で押しとどめた。

彼女の友人のお母さんに似ているのかどうか、はわからない。１時間程度の面接では、蒼井自身も何がどう似ているのか、具体的な人格面を把握したわけではないだろう。

ただ、好きなタイプではなかった、というだけのことじゃないのか？

だが考えれば、それも大事な要素だ、と伊坂はいっていた。スタッフがスタッフを育てるのだとしたら、スタッフ同士が仲良くなること、お互いに好感を持てることは、大切な要素なのだろう。

「わかった。また次に面接にきた人を頼むよ」

強ばる口元を無理にほころばせて、村田は笑みをつくった。

だが、それから2週間。蒼井はくる応募者すべてにNGを出した。

理由はさまざまだったが、村田には、彼女の勘がNOと言い続けているだけのように見えた。それでも我慢し続けたのは、伊坂の本にある書き込みを発見したからだ。

――自分自身を信頼すれば、他の多くの事柄に対する信頼が生まれる(ラ・ロシュフコー)
桃瀬を信頼すると決めた、自分自身を信じられれば、他のスタッフや医院の将来についても、信頼することができる、ということか？　どのみち、信頼なくして私が目指す医院改革は成り立たないのだから、桃瀬の選択を信じ続けるのみだ――

伊坂が桃瀬を信じるためにも、やはり我慢と時間が必要だったようだ。

あの桃瀬に対してすら、100%の信頼感を抱くのは、簡単なことではなかったのだ。

村田が蒼井を信じ切れないのは、ある意味自然なことといえる。

だが、その不信の原因は蒼井ではない。蒼井を信じる、と決めた自分自身を信じ切れていないこと。自分自身に対する人間不信なのかもしれない。自らにそう言い聞かせて、村田は蒼井が新しい歯科衛生士を決めてくれるのを待つことにした。

結局、紺野葉子が新しいスタッフに決まったのは、求人を出して1ヵ月が過ぎる頃で、7人目の応募者だった。小柄で色黒の彼女は、遠目からは、運動部に所属する女子中学生のように見えた。声は大きいが、話しぶりはあか抜けない。髪型は清潔感重視なのか、流行を無視したショートカットだ。

「なんで、この子なんだ？　もっとよさそうな子が、たくさんきていたじゃないか」

面接の後、彼女を採用してほしい、と告げにきた蒼井に、思わず村田は訊ねた。

「他の方も、それぞれ素晴らしい方でした。でも、私は紺野さんが最適だと思います」

「理由は？」

「桃瀬さんからうかがった条件に、すべてあてはまります。清潔感、明るさ、ハキハキした話し方などです」

「だけど、その条件にあてはまる子は、他にもいただろう？」

「ええ。ですけど、それに加えて、彼女にはマンツーマンで行うケアに対して、強い思い入れが感じられました」

「思い入れ？」

「なぜマンツーマンで患者さんと接したいの、と訊ねてみたんです。そうしたら紺野さんは〝患者さん一人ひとりの経過をちゃんと把握しておきたいし、自分の仕事に責任を持ちたいから〟と即答してくれました。他の方に比べて、不器用そうなところはありますけど、お仕事を通じて自分もステップアップしていきたい、という意気込みは一番強いと思うんです」

村田は、それ以上訊ねるのをやめた。

蒼井なりに納得して選んだのだ。医院にとって最良のスタッフを選ぼうとする彼女のこだわりに妥協はない。面接にかける時間の長さだけでも、そのことはよくわかった。

あとは、彼女の目に狂いがないことを祈るだけ。いや、信じるだけだ。

★伊坂先生からのアドバイス⑤

【スタッフがスタッフを雇用するシステム】

この章では、スタッフが単独で新人スタッフを選ぶシステムを紹介しています。

もちろん医院によって、状況に合わせ、システムをアレンジすべきでしょう。人選に慣れないスタッフに任せる場合は、面接にドクターが立ち会う、あるいはドクターが後で再度面接する、という形式がよいかもしれません。

いずれにせよ、女性スタッフの採用に関しては、次の２つがポイントとなります。

①女性の目で観察すること

②ドクターではなく、スタッフが好感を持てる人を採用すること

既存のスタッフが人選に慣れたら、ドクターは人事について承認するだけ、というシステムでも、しっかり医院マネジメントができるようになります。人選については、ドクターの主観が入らない分、そのほうがうまくいくことも少なくありません。

人選の基準は「人格面」と「考え方」におくとよいでしょう。人格面の基準は、ごく常識的なものです。ポイントは、素直さ、清潔感、気づかい、優しさ、明るさ……などといった好感度に貢献する資質を、どれだけ感じられるか、が重要です。

考え方については、マンツーマンの患者対応を望むか？　積極的に技術と接遇を磨こうと考えているかどうかが、確認事項になります。他の歯科医院で経験を積んできた方ほど、この考え方を変えてもらうことは困難です。

柔軟性と素直さがなければ、職場に適応してもらうのが難しいので、この点は注意深く確認する必要があります。

新人スタッフは治療補助につけ、自費への意識を理解させる

翌日から、さっそく紺野の教育が始まった。

緑川によると、いつもは一番乗りの彼女が自転車でやってくると、紺野がすでに玄関前

で待っていたそうだ。なるほど、意欲はあるし、真面目なのは、蒼井の見立てどおりだな、と村田は少し安心した。

紺野はまだ20代半ば。専門学校を出て歯科衛生士の資格を取った後、半年ほど歯科医院で働いたようだが、その後はしばらくブランクがある。最初に勤務した歯科医院で、あまりいい仕事だと思えなかったらしい。

たしかに、歯科衛生士はけっして楽な仕事ではないし、労働条件もそれほど魅力的とも言い難い。そんな彼女が村田歯科医院にやってきたのは、やるのなら、単に給料を得るためでなく、やりがいを持って仕事をしたい、という意欲があったからだという。

「私が努力したら、誰かが喜んでくれる。そんなお仕事をしたいんです！」

やたらと濃い眉毛を凛々しく吊り上げて、紺野はいった。

早速、仕事に対する心得を教えてあげよう。村田はそう思ったがいうのをやめた。すべては蒼井に任せよう。そう決めたのだから、彼女のほうから、何かアドバイスや要求をしてこない限り、紺野の教育にはノータッチでいるつもりだった。

3年前の改革が、スタッフに教え込む改革だとしたら、今回の改革はそれを思い出すことと、新しいスタッフに一から教え込むことで、戦力を増強することが目的だ。

蒼井は桃瀬にいろいろ相談しながら、紺野の教育プログラムを決めているようだった。

結局、治療を行う村田の補助につくことが、紺野の最初の仕事となった。

「アシストする中で、まず接遇の基本と考え方を体感してもらうためです」

蒼井はそう説明した。桃瀬にそう聞いたのだろう。

「考え方というのは？」

「基本的には接遇を大切にすることと、そして自費治療への移行です」

伊坂に教わったことを村田は思い出した。

歯科医院経営のカギは、自費治療だ。治療費が削減され、保険点数が抑制されている現在、自費への移行なくして経営は成り立たない。だが通常は、歯科衛生士がそんな考えを持つことはない。そもそも経営のことなど、頭にないのが普通だからだ。

「ドクターの中にも、自費治療について患者さんに説明することを避けたがる人がいるくらいだからな」

蒼井と一緒に伊坂歯科医院を訪れた際、伊坂もそう語っていた。

「高い治療費を払わせて儲けたいだけだろう、と思われるのが嫌なんだ。自費に移行できれば、たしかにキャッシュフロー上は楽になる。そう考えて、仕方なく自費を導入しているドクターも少なくない」

そもそも村田自身も、最近では自費への移行に積極的とはいえない。３年前の改革時には、スタッフ全員の意識を改革して、自費への移行を医院全体で行うよう、システムを構築したが、結局、歳月とともになし崩しになってしまった。

昨今は、見栄えを重視するだろう患者さんを見極めて、簡単な説明をするだけだ。

そんな村田の診療姿勢を見透かしたように、伊坂はポケットから金属の球をとり出し、机の上でコロコロと転がした。

「なんですか、それ？」

「キミの診療スタイルだ。黙ってよく見ていろ」

そういうと、伊坂は真剣な表情で金属球を机の上にソッと置いた。球は少しの間、静止していたが、おもむろに机の右端に向かって転がり始めた。床に落ちる寸前、伊坂が手を伸ばしたが、その手の脇をすり抜けて、金属球は転がり落ち、村田の足を直撃した。

「あ、イタタ！」

村田の悲鳴を無視して、伊坂がいった。「わかったか？」

「い、意外に重いんですね、それ」

「鋼鉄の球だからな。そうじゃなくて、なぜ、玉は転がったと思う？」

「そちらに傾斜しているから、じゃないんですか？」

「そっちに転がるのが楽だからだ」

足をさすりながら首をかしげた村田に、伊坂はグイッと指を突きつけた。

「人間もほぼ同じだ。楽なほうへと転がっていく。万有引力と同じく、それが自然の法則なんだよ」

「歯科医師にとっても、歯科衛生士にとっても、自費に移行しないほうが楽だから、自然に避けるようになる、というわけですか」

「そのとおり。まして歯科衛生士にとっては、売上が上がってもメリットはないわけだから、キミ以上にやりたがらないのも当然だ」

「もしかして、それだけをいうために、ぼくの足の上に、その球を落としたんですか？」

「そのとおり」

「で、あの、もしかしてですけど、そのために、机を傾けておいたりしました？」

「そのとおり」真顔で、伊坂はうなずいた。

「キミがくる前に、机の脚に本をかましておいた。高さの調節には苦労したよ」

「もしかして、身体で理解しろ、とかそういうことですか？」

「ちがう。キミの痛い顔を見るのが好きなんだ。治療中には、患者さんにそういう顔をさせないように、気を配っているからな」

　感動すべきか、怒るべきか、一瞬村田は混乱した。相反する2つの感情がガッシリ組み合ってしばし停滞したが、やがて考えるのがバカバカしくなった。

「あの、でもそれなら、メリットがない歯科衛生士に、どう教えれば自費への移行を頑張ってくれるようになるんでしょう？」

「3年前、キミに教えたとおりだ。自費治療について説明するが、それは売上のためだけじゃない。より良い治療について、患者さんに情報を与えて、選べるようにするのも、歯科医院にとって大切な仕事なんだ。

たとえばむし歯の充填でも、保険適用のレジンやパラジウムインレーと保険外のものでは、性能面でも違いがある。歯科医師にとっては常識だが、患者さんは知らない。パラのインレーとハイブリッドインレーの違いが、見栄えだけじゃないことを知っている患者さんはほとんどいないだろう。ただ金銭的な負担が小さいからといって、ハイブリッドインレーについてしっかり説明しないまま、パラジウムインレーを入れるのは、患者さんのことを考えた治療とはいえない。

金属によるアレルギーの可能性、歯と金属の硬さが違うことで生じる摩耗。こういったデメリットがあることをちゃんと知った上で、目立つ場所かどうか、他の歯に負担がかかるかどうか、いろんなことを考えて決められるよう、とにかく必要な情報を、すべて患者さんに与える。その上で、最終的には患者さんが納得して判断できるようにしてあげるのが、ベストの治療だよ。ドクターも歯科衛生士も、自費治療について考えをしっかり共有していることが大切だ」

その第一歩として、ドクターの治療を見学することから始めるのがベストだという。

伊坂の教えと蒼井の立てたスケジュールに従い、紺野の教育はチェアサイドに立たせて、施術や接遇を見せることからスタートした。

やりがいのある仕事を希望している彼女だけに、不満を募らせるのでは、と村田は少し心配したが、取り越し苦労だったようだ。

器具出しやバキュームなどの補助も、テキパキと的確にこなしてくれた。

問題の自費治療への移行も、彼女に教えなければという意識がモチベーションになり、村田自身もきっちり行うようになった。

もともと、自費治療の説明がしやすいよう、初診患者さんに渡す問診票には、説明希望についてのチェックボックスがあり、治療方法についての希望をチェックできるようになっている（次ページ図表下段参照）。

ＢかＣにチェックを入れた患者さんについては、自費治療について、積極的な説明を行う。患者さんが希望しているのだから、儲け主義と見られることを気にする必要もないからだ。その他のシステムも、再度、しっかり徹底し直した。

初診患者さんには、アシスタントの緑川が初診コンサルを行う。患者さんから症状やこれまでの経緯について聞き取り、村田歯科医院の治療スタンスなどを説明するのだ。この際、患者さんの味方になって話を聞き、さり気なく村田について褒めるよう指示した。

「うちの先生、けっこう腕はいいんですよ。他では痛い思いをした治療も、うちではそれほどでもなかったって、喜んでくれる患者さんも多いんです」といったように。

治療法についてのアンケート

あなたは次のどのことが気になりますか。チェックしてください。

清潔さ

□ 歯のよごれ　□ ヤニ　□ 歯石　□ 口臭　□ 詰まる
□ 歯茎が赤い　□ 腫れている　□ 時々出血する

美しさ

□ 歯の色　□ 歯の形　□ 歯の隙間　□ かぶせた物の色
□ かぶせた物の形　□ 歯茎の色　□ 歯茎の形

歯の並び

□ 全体の並びが悪い　□ 上の歯が出ている　□ 下の歯が出ている
□ 噛み合わない　□ 笑った時の歯と歯茎の見え方

歯科の治療にはいろいろな選択肢があります。下記の項目は治療法を決定する上で、どれも大事な要素です。すべてを満たすことが理想です。しかし、材料や技術的な制限があります。できる限り要望にお応えしたいと考えておりますので、下記の中から、あなたにとって重要であると思う項目に順番をつけてください。

A　**美しさ**
きれいな歯並びや白い自然な歯。
義歯とわからない歯。

B　**噛む能力**
自然な歯と同じように噛める。

C　**安全性**
金属アレルギーや歯茎の変色。
糖尿病や心臓疾患、脳卒中など。

D　**丈夫さ**
作製した歯が長く保つ。壊れない。外れない。

E　**再び悪化しにくい**
むし歯や歯周病の再発をできるだけ防ぐ。

F　**快適さ**
口の中で違和感をできるだけ感じない。

順位		A～F
1位	→	
2位	→	
3位	→	
4位	→	
5位	→	
6位	→	

治療の方法についてご希望を伺います。以下の項目にチェックしてください。

□　A　上記の項目より、保険内で治療できることを優先したい。
□　B　できるだけ保険を使い、上記の項目を満たすなら、自費治療についても詳しい説明と費用を聞いた上で、自分で治療法を選択したい。
□　C　できる限り上記の項目を多く満たす最善の方法を、説明と費用を聞いた上で、自分で治療法を選択したい。

伊坂に教わったのだが、マーケティングの用語では、これを「スター・マーケティング」と呼ぶのだそうだ。スターを紹介するようにドクターを褒め、まず第一印象を高めておくことで、その後の信頼感が大きく高まるのだとか。

褒める材料は、たとえば次のようなものだ。

・患者さんからの評価
・得意な治療
・手がけた症例数
・認定医としての資格
・所属している学会や出身大学
・書籍執筆活動
・新聞・テレビなどマスメディアへの掲載
・発表した論文やレポート

基本的に男性患者さんは、権威の裏づけがある情報を好み、女性患者さんは親しみが持てる情報を好むので、相手によって、紹介の語り口を変える必要がある。

アシスタントの緑川は、けっこうこれがうまく、「院長、あんな顔して、ご当地キティちゃんを集めているらしいんですよ」といった親しみの持てるネタに、治療がうまいことや患者さんへの気配りが細やかであることなどをうまく織り込んでくれる。

最近では、気が向いたときにしかやっていなかったようだが、再度、すべての患者さんにスター・マーケティングを行うよう、村田は指示した。

紺野には、蒼井がまずマスクを外しての挨拶と、患者さんに何かひと言語りかけるように教えた。患者さんを前にすると、少し緊張するようだが、紺野はハキハキと挨拶し、たいていは天気のことを話題にした。

ありきたりすぎるかもしれないが、肌寒い日には「お風邪を召さないように、気をつけてくださいね」と、心からの言葉が出る彼女は、患者さんには好まれているようだった。

蒼井によると、村田の治療補助としての仕事は、2ヵ月の予定となっていた。

当初は不慣れなことが多く、当たり前のことだが、道具や器材の置き場所を一つひとつ教えることから始めなければならなかった。

常にメモにとる熱心な姿勢で、紺野はすぐに医院の概要を理解したようだった。

1ヵ月が過ぎ、少し慣れたように見えたので、村田は自費への導入をやらせてみることにした。相手は、紺野と歳の近い女性患者さんだった。

むし歯治療で、クラウンが必要なのだが、右上4番の見えやすい位置にある歯なのと、クラウンに求められる強度を考えると、セラミックが適切と思われる患者さんだ。

紺野はパラのクラウンについて説明し、セラミックについても目立たないことが利点であること、自費治療であることを告げた。説明はしっかり的確だったが、患者さんの答えは「でも自費だと高いんでしょ」というものだった。

「あ、そ、そうですね。やっぱり保険適用のほうがいいですよね」

すぐに彼女は説明をあきらめ、村田にバトンを渡した。

村田はセラミックの審美性、耐久性などを説明した。金額については、各種の支払方法を案内し、ご両親に相談してみることをすすめた。

女性患者さんは「考えてみます」と言い残して帰ったが、次にやってきたときには、両親がすすめるのでセラミックを使いたい、という。これからもずっと使う歯なんだから少しでもいいものを入れろ、といわれたそうだ。

その日のミーティングで、村田は紺野の自費導入を話題にした。

受付の赤坂やアシスタントの緑川は、できなくて当たり前と彼女をかばったが、紺野自身は納得がいかないようだった。

「やっぱり、できません！」

「そんなマイナスなこといわないの」緑川が横から彼女に囁いた。

「す、すみません。でも、お金のかかる治療法を患者さんに積極的におすすめするのは、私、無理です！」

蒼井を含め、スタッフ全員の顔色が曇った。やはりどこかに、同じ思いがあるのだろう。自費にもいい部分がある、自費でしかできないことがある。そうわかっていても、高額な治療を積極的にすすめることは「医療の本質」に反する、という意識があるのだ。

それがあれば、うまくいかない。伊坂はそう語っていた。

「全員が、心の底から信念を共有していないと、自費への移行はうまくいかない。少しでも後ろめたい気持ちがあれば、患者さんにもそれは伝わるからだ」

自費率を上げるには、患者さんからの信頼が不可欠だ。

スター・マーケティングや問診票など、システムで信頼獲得のサポートはできるが、根本的には、自分たちが行っていることにしっかりとした信念が持てない限り、そしてそれを共有できない限り、どんなシステムもうまく機能しないのだ。

★伊坂先生からのアドバイス⑥
【新人教育はまず、治療補助から始める】

新人教育のスタートをどうするか。悩ましいところです。私がおすすめするのは、治療補助からのスタートです。

歯科衛生士であれば、いずれはチェアを任せ、患者さんをマンツーマンでかかえてもらうわけですが、まずは医院の環境に馴染んでもらう必要があります。

器具の置き場所から人間関係、チェアの配置など、医院ごとに異なることはたくさんあります。それなりに経験を積んできた方でも、働き始める当初は、見学して慣れるのに時間をかけてもらうことで、その後の教育をスムーズに行うことができます。

スタッフは正しい終礼ミーティングで育てよう

「よっぽどこの双眼鏡が大好きなんだな」

村田が訪れると、ニヤリと伊坂が笑った。

「すみません。お忙しい中」

「いやいや、器械好きの同志は少ないから、歓迎するぞ。そうそう、歩くのさえあんなに下手くそだったムラタ４号が、ついに走れるようになったのは、話したかな?」

「いいえ、初耳です」

「おい、もっと驚けよ。二足歩行ロボットが走るのは、世界的にも珍しいことなんだぞ」

「は、はあ」村田の反応に、伊坂はチッと舌を鳴らした。

「心配事があると、人の話なんて聞いてくれないのだな、キミは」

「すみません……」

「で、今度の悩みはなんだ?」

村田は丸椅子に座り直して、フーッと息を吐いた。

「実は新しいスタッフを入れたんです」

「また隠れヤンキーを雇ってしまったのか?」

「いいえ。今度の紺野は、超真面目なんです。問題は彼女ではなくて、スタッフ全員なんです。改革に向けて頑張ろうとしているのは、ボクと蒼井君だけのようで、どうしても反応が鈍いんです」

「結局、スタッフの育成がちゃんとできていないわけだ」

「かもしれません」

「それで、どうしたらいいか、っていう相談か？」

「はい」

伊坂は眉をひそめ、ギロリと村田を睨んだ。それから急に両手を胸の前で組み、内股になった。お願い事をするアイドルのようなポーズだ。

「な、なんですか、伊坂先生？」

「半年前に歯科医院を開業したばかりの伊坂で〜す」

子どものような裏声で、伊坂がいった。

ヤバイ！　村田は背筋に冷たい汗が伝うのを感じた。前々から、ちょっとおかしい人だと思っていたが、ついに頭のネジがとんだか？

「村田先生。スタッフがボクのいうことを聞いてくれません。どうしたらいいですか？」

80年代のアイドルみたいな、大げさな動作で伊坂が首をかしげた。

「い、伊坂せんせ……」

「ってな後輩が、相談にきたら、どう答える？」

村田は椅子ごと後方に倒れそうになった。

「あ、ええ～？　なんだったんですか、今の？」

「一人芝居だ。貧弱なキミの頭でも、状況がイメージしやすいようにだ」

と、伊坂が胸を張った。

「で、答えは？」

「後輩に相談されたとしたら、どう答えるか、ですか？」

考え込むまでもなく、村田は答えることができた。

「それは、終礼ミーティングとか、クレドの作成ですね」

「なんだ、わかっているじゃないか」

「3年前、先生に教わりましたから」

「だったら、なぜそれをやらない？」

「やりました。けっこう頑張ってやりましたけど、今の状況を見ると、効果がなかったんだと思います」

医院の目標であるクレドはつくったし、終礼ミーティングは1年半ほど続いた。だが結局、スタッフの士気は徐々に下がり、もとのぬるま湯状態だ。

伊坂は目をつぶった。そのまま微動だにしない。

まさか、寝てしまった？　村田がそう思い始めた瞬間、クワッと目を開き、膝を叩いた。

「よし！　しかたないな。それならとっておきの秘策を教えてやろう」

「ほ、本当ですか！」

「誰にも教えたことのない秘術だ」

「そんなのがあるのなら、早く教えてくださいよ」

「明日から、ちゃんとしたミーティングをやるんだ」

「え？」

伊坂は肩をすくめた。

「簡単なことだ。何かをやって結果が出ないとしたら、それをやることが間違っているか、やり方が間違っているか、だろう。うちの歯科医院では、ミーティングの効果はしっかり出ている。民間企業で取り入れて、成果を上げている手法だ。村田医院で効果を上げられないのは、ミーティングがダメなんじゃない。ミーティングのやり方がまずいんだ」

「どういうことですか？」

「たとえば、ミーティングで誰が話すか、どうやって決めている？」

「前に伊坂先生に教わったとおり、ランダムにボールを投げて、受け取ったスタッフが話をするようにしました」

「話をする内容は？」

「グッド・アンド・ニューでしょ？　閉院後の終礼ミーティングでは、その日あった嬉しいことや楽しいことを話すようにしました」

少し考えて、伊坂が「話すスタッフはかたよらなかったのか？」という。

終礼ミーティングの様子を村田は思い出した。

始めた当初は新鮮なので緊張感もあった。

だがしばらくすると、白石や赤坂は話をすることを嫌がるようになった。もともと人前で話すことが好きではないからだ。

「話をすることなんて、何もない」と逃げ、結局、終礼ミーティングでしゃべるのは、緑川が７割、蒼井が２割、後の２人で１割くらいだったろう。緑川の話題は、患者さんに髪型が可愛いと褒められたとか、取引先の業者がＪリーグのチケットをくれた、といった話が大半で、スタッフはミーティングで帰宅時間が遅くなることを嫌がるようになった。

「意識を変えるためにやることだ。楽にやれるスタッフにだけやらせるのでは、意味がない」と、伊坂がいう。

「でも、嫌だというのに、強制はできないですよ。無理矢理やらせても、反発されるだけでしょう？」

「強制するんじゃない。誘導してやるんだ。話すことが好きになるように。仕事のことを真剣に考えていたら、話さずにはいられなくなるよ。新しい発見が、毎日あるのだから」

「そうでしょうか？」

「保証する。うちでも話し下手で人前で話すことなんて大嫌い、というスタッフが、勉強会での発表を1人でやりたがるようになった。ほんのちょっと後押ししてやるだけで、人は変わるんだよ」

「具体的には、どうすればいいんですか？」

「院長は司会者になればいい。話すスタッフを選ぶだけじゃない。テレビ番組でも、優れた司会者は、出演者の話をちゃんと拾って、話の方向性をつくっているだろう。難しいと思うかもしれないけれど、基本的には、スタッフの話を肯定してあげて、それからもっといい方向にすすめるためにはどうすればいいか、みんなに問いかけるだけでいい」

「ボクにできるでしょうか？」

「できるさ。だってキミはもう、シカイなんだから」


翌日、村田は昼休みにスタッフを集めて、「今日からまた終礼ミーティングをやる」と告げ、紺野には、改めて終礼ミーティングのルールを説明した。

その日あった、新しい発見や出会い、嬉しかったことなど、ポジティブな話題を探すこと。もしトラブルなどを話題にしたいときには、どう改善すればいいか、どう対応していくつもりか、前向きな「締め」を語って終わること。

嫌がるかと思ったが、紺野が意外に興味津々だったので、村田は院長からの指名ということで、彼女に話をさせてみることにした。

一日の診療が終わってから、待合室にスタッフを集めた。

3年前に始めたときと同じく、受付の赤坂や歯科技工士の白石は時計ばかりチラチラ見ていた。「時間のムダ」と思っているのだろう。

それはそうだ。一度やって失敗したことをまたやるのだ。

村田自身、意味のあることと思うためには、相当な信念が必要だった。

今回からは、話す人をボールでランダムに決めるのではなく、村田が決めるルールにした。そして、指名された紺野が、ペコッと頭を下げてから、話し始めた。

「あの、今日は蒼井先輩と前から準備していたブラッシング法の冊子を患者さんに配りました。子どもさん向けにつくったので、可愛いイラストとかいっぱいだったんですけど、お年寄りの方にもほしいという人がいたので、よかったと思います。緑川先輩、デザインありがとうございました」照れくさそうに緑川がうなずいた。

「急ぎだったから、イメージより簡単にしちゃったんだけど、次回はもっと気合いの入ったのつくるね」

「お願いします。でも本当に、みんな喜んでくれたので、つくれてよかったです。前にいた歯科医院では、できなかったお仕事なので、すごく嬉しいです」

生真面目な紺野が、一生懸命語る言葉に、村田は感動させられた。拍手に夢中になって、つい忘れていたが、ふと伊坂の言葉を思い出した。

（褒めて、改善に向けて、話を導くんだったな）

「素晴らしいよ、紺野君。うちにきてまだ2ヵ月にもならないのに、冊子の制作、ありがとう。緑川君も、いつも素敵なイラストをありがとう。ぜひ今度は、紺野君が課題にしているように、お年寄り向けや男性向けなんかも、一緒につくってみてくれ。お年寄り向けだと、どんなのがいいと思う？」

少し照れながらも、緑川が即答した。

「字の大きな冊子にしないと、ダメです。色も、黄色とかは見えにくい方がいますから、ハッキリした青や赤を多く使うのがいいかな」

「タテ書きがいいわよ。お年寄りはそのほうが見やすいから」と、赤坂が口を挟む。

「タイトルも、ヨコ文字より、漢字がいいですね」蒼井がいった。

ひとり、蚊帳の外で知らん顔を決め込んでいる白石に、村田が話を振った。

「白石君は、男性向けはどんな冊子がいいと思う？」

声をかけられて、白石がどぎまぎと目を泳がせた。

「キミのような男性だと、どういう冊子を好むだろう？」

「えーと、よくわかりませんけど、数字の裏づけがあるもの、でしょうか。男はほら、イメージより肩書きとか、統計の数字に弱いですから。ブラッシングの効果がわかる数字とか統計が載っていると、いいんじゃないか、と……。あと、あんまり可愛いデザインだと、持って帰りにくいかな……」

「お、それ、いいね。じゃあ、男性向けをつくるときは、白石君が監督してくれ」

「無理ッスよぉ。そういうの、得意じゃないので」

「大丈夫だよ。今、自分で話したとおり、数字や論文を探してくれるだけでいい。それを要所に盛り込めば、ちゃんと男性受けするものができると思う」

「まあ、それくらいなら、できるかもしれませんけど……」

「できるさ。キミの緻密な仕事ぶりは、みんなが知ってる」

村田が見わたすと、スタッフ全員がうなずいてくれた。

「あ、それから、みんなにいっておきたいことがある。今週末までの宿題だ。うちのクレドを考えてみてほしい」

「クレドなら、すでにあるじゃないですか？」受付の赤坂がいう。

「そうだな。だが、あれは３年前につくったものだ。歳月とともに、うちの医院の状態も変わる。改めて今の医院に合ったクレドをつくりたいんだ。だから、全員一箇条を考えてきてくれ。それを今後、村田歯科医院のクレドに盛り込むつもりだ」

終礼ミーティングを終えて、全員が帰ってから、村田は蒼井を院長室に呼び入れた。

彼女にだけは残ってくれるよう、頼んであった。

「どうだったかな、終礼ミーティング？」村田が訊ねると、彼女はニッコリ微笑んだ。

「よかったと思います。白石さんとか、赤坂さんも、最後は自分のこととして、考えてくれるようになりましたから」

「紺野君も、よかったよな。仕事の中で感じた喜びを素直に語ってくれたし……」

「ええ。患者さんたちに褒められることは、すごく幸せなことです。終礼ミーティングでそれを話して、スタッフ全員から褒めてもらったり、〝スゴイ！〟っていってもらえることで、その喜びをもう一度しっかり味わうことができるんだと思います」

「とはいえ、前もそうだったんだよなぁ」

「そうですね。続けないとダメ、ということですね。頑張りましょう！」

蒼井がきりっと眉毛を吊り上げた。

★伊坂先生からのアドバイス⑦

【院長が司会を務めるミーティングはスタッフを育て、絆を強化する】

朝礼は1日分のやる気を充電するため。業務終了後の終礼ミーティングは、反省点を見つけ出し、情報を共有するために行うのが一般的です。

私が推奨するのは、グッド・アンド・ニューのミーティングです。〝新しい体験〟や〝よい体験〟を語ること。とくに終業後のミーティングでは、これが大切です。単に情報を共有するだけでなく、感情を共有し、明日へのモチベーションを高める効果が、このグッド・アンド・ニューのミーティングには期待できるからです。

スタッフ教育においても、このミーティングが持つ意味は小さくありません。漫然と毎日の業務をこなすのではなく、それを再度見つめ直し、さまざまなスタッフの意見を聞くことで、ひとつの体験から多くの事柄を吸収し、成長の糧とすることができます。また、感情・感動を共有することで、患者さんにとって頼りになる、優れたスタッフになりたい、というモチベーションを高める効果もあります。

大切なのは「前向きな気持ちで業務に臨めるよう、コントロールすること」です。スタッフが未熟なうちは、うまくいかないこともあります。

そんなとき、院長は司会者としてミーティングを導く存在になってください。スタッフの話を受けとめ、しっかり褒める。さらにより良く改善していくためにはどうすればいいか、意見を募る。単純なことですが、これだけでミーティングの効果は、大きく変わります。

スタッフと一緒に新しいクレドをつくる

次のミーティングで、さっそく村田はスタッフ全員にクレドを発表させた。

「それでは、まず蒼井君から発表してもらおうか」

うながされて、蒼井が一歩前に出た。

手に持っていたA４のコピー用紙を胸の前に掲げた。「患者さんに、ありがとうの気持ちで」と、プリントされた文字を蒼井が読み上げた。

「それ、すごくいいね」すかさず村田は褒めた。

「でも、どういう意味ですか？」首をかしげたのは白石だった。

「歯科医院はたくさんあります。その中で村田歯科医院を選んでくださったことに感謝したい、と思うんです」と、蒼井が答えた。

「蒼井さんらしくて、いいクレドだと思う」ニコニコ微笑みながら、赤坂がいった。

「じゃあ、その赤坂さんのは？」村田は訊ねた。

「子どもみたいなのですけど、いいですか？」

「どんなものでも、医院のために考えてくれたものだから、大歓迎だよ」

「じゃあ、これ」赤坂はノートを開き、読み上げた。

「挨拶を忘れない歯科医院に」

「ああ、それもいいですね」と、すかさず村田はいった。

「ボク自身も、挨拶をちゃんとしなくちゃと思いながら、つい適当になってしまうことがあるから」

「私、子どもにはハイタッチとかしちゃうんですけど……」小さな声で緑川がいう。

「子どもさんが喜んでいるならいいさ。大人にはちゃんと挨拶しているんだろう？」

「ええ、まあ」

村田は右手を上げた。少し驚いた顔で、緑川が同じく右手を上げた。手と手がぶつかると、パチッといい音が響いた。

「いいねぇ。それじゃあ、緑川さんのクレド、いってみようか」

「どうなんだろ。クレドじゃないかもしれないんですけど」

「いいよ。ボクにも、何がクレドらしいのか、よくわからないんだから」

「いい仕事をした日はビールが美味しい」と、緑川らしからぬ、小さい声で発言。

「え？」

「だから〝いい仕事をした日はビールが美味しい〟です」

「な、なるほど。たしかにそうだな。ただ、飲めない人がいたら、ちょっとまずいかもね。ビールが苦手な人はいる？」

村田が見わたすと、誰も手を上げなかった。

「うちは全員、酒豪だと思いますよ」

「そういえば、そうだな」村田も納得した。

３年前の改革後、売上などの目標が達成できたら、ちょっとした宴会をやっていた。目標を立てて数値管理することをさぼるようになったので、ここしばらくは開催されていないが、かつての飲み会は、大学の運動部並みにアルコールを消費するものだった。

「紺野さんも大丈夫なの？」

村田が訊ねると、紺野は目を伏せた。

「自分、不調法ですので、ビールなら５杯くらいです」

「グラス５杯はすごいよ」

「いえ、ジョッキ５杯です……」

次に宴会をやるときには〝発泡酒を置いている店にしなければ……〟と、重要事項として、村田は脳裏にメモした。

「じゃあ、白石君のクレドを聞こうか」

名前を呼ばれた白石は、自慢のipadをとりだした。

画面に大きく表示されたのは、昼寝している猫の写真だった。

「これです」

「猫……だよね？」

白石はうなずいた。「猫です」

「可愛いけど、これがクレドというのは……」

「ああ、わかった」緑川がいった。「マスコットに猫を飼うんでしょう？」

「あの、猫を飼いたいわけじゃありません」白石がいう。

「じゃあ、なんだい？」

「もしかして寝ていられるような歯科医院、ってこと？」横から蒼井がつっこむ。

「そうです」白石がうなずいた。「寝ていられるほど安心できる歯科医院、というのがいいかな、と思って」

「それ、いい！　アリですよ」緑川が笑った。

「患者さん、みんなスゴイ緊張してますから。安心感があれば、みんな寝ちゃうかも」

蒼井がうなずいた。「本当に眠ってしまわれたら困りますけど、たしかにそういう安心感を与えられる歯医者さんは素敵だと思います」

村田は少し考え込んだ。

（ビールといい猫といい、これがクレドでいいのか？）

だが、緑川も白石も、ふざけているわけではない。

彼らなりに真剣に考え、工夫した結果、出てきた言葉だ。

伊坂ならどう対応するだろう？　ふと、そう考えると、答えは簡単だった。

「いいとこつくじゃないか」

村田が肩を叩くと、白石は頬を赤らめた。

「それじゃあ、最後は紺野さんだな。どんなことでもいいから、発表してみて」

半歩前に進み出て、紺野がいった。

「クレドというのが、よくわからなかったんです。ですから、笑わないでくださいⅡ……」

「猫で笑わなかったんだから、大丈夫よ」と、緑川が援護する。

その言葉に勇気づけられたのだろう、紺野が声を張り上げた。

「患者さんのことを家族だと思って対応する歯科医院、です」

「いいねぇ」思わず村田は手を叩いた。

「たしかに、自分の親や子どもだと思えば、相手の身になって、患者さんにとって一番いいことはなんなのか、自然に考えつくことができるよね」

紺野がうなずいた。

「このあいだ、患者さんに自費のお話がちゃんとできなかったんですけど、もしあの方が私の母親だったら、ちゃんと説明できたのに、と思ったんです」

短い時間に、紺野はしっかり成長している。蒼井の選択は、間違っていなかったようだ。

「それじゃあ、みんなのクレドを集めて、新しい村田歯科医院のクレドにしよう。診療室などに貼り出すから、全員で目標にしてほしい」

村田の言葉に、スタッフ全員がしっかりとうなずいた。

「辞めたい」はスタッフ成長の通過儀式

村田の補助について2ヵ月が過ぎた紺野は、次のステップとして蒼井につくことになった。今度は同じ歯科衛生士の蒼井の仕事ぶりを実地で覚えるためだ。

しっかりメモをとり、仕事を覚えようとする紺野の姿勢は素晴らしかった。

だが蒼井について1ヵ月が過ぎ、明日から初めて患者さんを1人で受け持つ、というその朝、紺野が仕事を休んだ。

体調が悪い、という連絡があったので、赤坂がおとなしく休むよう伝えた。

「いつも人一倍元気なのに、声にも力がなかったわ」

赤坂の言葉に、緑川がうなずいた。

「ずっと緊張しっぱなしで頑張ってきたから、疲れたのかな」

「まあ、私と違って若いんだから、休めばすぐ治るわよ」赤坂が大口を開けて笑った。

だが翌日も、その翌日も紺野は体調不良を理由に欠勤した。心配になった蒼井が連絡しても「ご迷惑をおかけしてすみません」と謝るばかりだった。

欠勤が1週間目に入った朝、しょげかえる蒼井を見かねて、本当に体調が悪いのか、緑川が電話を替わり、問いただした。

紺野は言葉に詰まり、次いで泣き出した。「ちょっと、やめてよ〜」顔をしかめた緑川が、そのまま電話を村田に差し出した。

「院長とお話ししたいそうです。病気じゃないみたいですよ」

「じゃあ、なんだ？」

村田の問いに、緑川は小さく首をかしげた。

「あ、もしもし、紺野さん？　どうしたの、いったい？」

紺野は答えず、ただ電話口でグズグズと鼻をすする音だけが聞こえた。

「聞こえている？　何か仕事にこられない理由があるんなら、話してくれないかな？」

「わたし……わたし、ダメだと思うんです」

電話越しにやっと聞こえてきた声は、蚊の鳴くような、というより、蚊の囁くような極小の音量だった。

「何がダメなの？」

「できません」

「え？」

「わたし、やっぱり、蒼井さんみたいにお仕事、できません」

そういうと、紺野は電話を切った。何度かかけ直したが、その後は電話に出ない。

紺野との間に何かあったのか、村田から問われたが、蒼井には思い当たることがなかった。少し迷ったが、仕事の後、蒼井は伊坂歯科医院を訪れた。

伊坂と桃瀬からは「なにか困ったことがあったらいつでもきなさい」といわれていた。ただし、村田には内緒なのだそうだ。

伊坂ドクターは奇妙な人だ、と蒼井は思っていた。

いい人なのに、そう見られるのが絶対に嫌なのだ。まるで思春期の子どもだ。

そう思うと、最初は怖かった伊坂が、少し可愛らしく思えた。

桃瀬にそういうと、彼女はニッと笑って首を横に振った。

「ご本人の前では、絶対にそれをいっちゃダメよ。いい人、なんていわれたら、イメージをひっくり返すために、なにをするかわからないから。村田ドクターに塩入コーヒーを飲ませたの、知っている？　３年前、経営について教えてもらっていた村田ドクターが、つい伊坂先生の言葉に感動して涙を見せたら、あわててそんな意地悪をしたんだから……」

桃瀬の言葉に、蒼井は思わずプッと吹き出した。

一緒に笑った桃瀬が、ふと真顔になった。

「それで、紺野さんがこなくなったんですって？」

「ええ。これで１週間、欠勤です」

「原因をいわないの？」

「最初は、熱があるようなことをいっていたんですけど、本当ではないようなんで……」

「職場でトラブルは？」

「とくになかったと思います。ずっと私について見学してもらっていました。トラブルがあるなら、私とのトラブルになります。でも、思い当たることはありません」

「じゃあ、麻疹ね」

「え？　麻疹ですか？」

「ウィルス性の麻疹じゃないわよ。精神的な麻疹。通過儀式みたいなもの、と思えばいいわ。紺野さん、このままいくと、きっと〝辞めたい〟って言い出すわよ」

「私が厳しくしすぎたんでしょうか？」

「そうじゃないわ。真面目なスタッフは、ほとんどみんなそうなるの。自分のことを思い出してみれば、わかるんじゃない？」

蒼井は考え込んだ。学校を出て歯科衛生士として勤めるようになったのは、6年前だ。最初から村田歯科医院だった。

辞めようと思ったことはある。何度もある。だがそれは、経営方針と自分の希望が合わない、と感じたからだ。

紺野がそう感じているのだとしたら、悪いのは村田だけではない。蒼井と村田の2人に責任がある。いや、村田についていたときには、皆勤賞だった。休むようになったのは、蒼井のサイドにつくようになってからだ。非があるとしたら、それは蒼井にある。

「そうじゃなくて」桃瀬が笑った。

「自信がなくなって、辞めようと思ったこと、あるでしょう?」

「それは、ありますけど」

「紺野さんもそうなのよ」

「なぜ、わかるんです?」

「私もそうだったから」

「それは、ないと思います」

「あら、失礼ね。私にだってうぶな若い頃はちゃんとあったのよ」

「す、すみません。そういう意味じゃなくて……」

桃瀬がクスクスと笑い出した。

「ごめんなさい。つい伊坂先生の癖がうつっちゃうの。ダメね。でも、大丈夫よ、紺野さんは。〝辞める〟って言い出すのは、仕事のことを真面目に考えている証拠だから」

「本当にそれだけでしょうか?」

「ある意味しかたないんだけど、改善ポイントがあるとしたら、彼女がそれほど深く悩む前に、話を聞いてあげる人がいればよかったのに、と思うわ」

「私には、話せなかったわけですよね」

「彼女の立場になってみれば、難しいわね。あなたができることが、自分にはできない。それがコンプレックスになっているわけだから、本人に直接話すのは、勇気がいるもの。でももし、同じような立場で、少し上の先輩がいたらどうかしら？　彼女はずいぶん話しやすかったはずよ。ある程度、悩みを共有できるような人がいたら。

長い目で見ると、医院の中にそういうシステムをつくっていくことが大切なの。実際にそういうコンビをつくる企業もあるわ。お互いを〝バディ（相棒）〟と呼ぶの。上司に聞きにくいことでも、バディになら気軽に聞けるし、教える側も、つい最近まで自分が悩んでいたことを思い出すから、適切な答えを返すことができる。身近な相談相手がいることで、スタッフの成長が早くなるし、精神的にもいい影響が期待できるわ。

今の村田歯科医院には、彼女のバディに適切な人がいないみたいだけれど、将来的には導入してみるといいわね」

翌日、電話をかけてきた紺野は、桃瀬の予言どおり「辞めさせてください」といった。

あらかじめ心の準備ができていた蒼井は、冷静に彼女に話しかけた。

「どうしても、というのなら、止めないわ。ただ、一度会ってお話できない？」

紺野が指定したのは、彼女の家の近所にあるファミリーレストランだった。夜、医院が閉まってから、蒼井は１人で足を運んだ。村田が一緒にくるといったが、断った。

院長がいれば、彼女は素直に心の内を見せることができない。そう思ったからだ。

「遅くなってゴメンね」蒼井が着いたときには、紺野はボックス席の奥に座り、ウーロン茶を飲んでいた。

顔色が少し青白いが、それほど身体の具合が悪いようには見えない。ただ、やたらと表情が暗い。今にもウーロン茶のグラスを割って、かけらで手首でも切りかねない。

「いえ。私が早くきただけですから。すみません。わざわざこちらのほうにまで、きていただいて」

向かいの席に座り、蒼井もドリンクを頼んだ。

「どう？　体調は大丈夫なの？」

「すみません。少し風邪気味だったんですけど、もう大丈夫です」

「じゃあ、心の問題？　なぜ、辞めたいと思うようになったの？」

「私、先輩のようには、やっぱりできません。ですから……」

「できているわよ。スケーリングも上手だし、私が一度行ったことは、すぐに覚えるじゃない。私が卒業して働き始めたときなんてひどいものよ。もう本当になにもできなかったんだから」

紺野はうつむき、膝の上に視線を落とした。

「先輩の患者さんに怪我をさせてしまいました」

いわれて、蒼井は思い出した。見学についている彼女に、スケーリングを任せたときのことだ。そういえば、あれは彼女がこなくなる2日前だった。

紺野がつい熱心にやりすぎて、歯茎から出血した患者さんがいたのだ。ごく少量の出血だし、すぐに止まった。患者さんも気にしていなかった。

年配の優しい男性だ。蒼井を信頼して、定期的にきてくれている患者さんで、引退前は鉄工所の社長をしていたという。

謝る蒼井に「大丈夫や。あんまり謝ったら、新人さんが辛いやないか。もう1回すみませんなんていうたら、今日はただにしてもらうで」と笑ってくれた。

「本当に大丈夫なのよ。井ノ原さんは言葉のとおりの人なんだから」

蒼井がいうと、紺野はかたくなに首を振った。

「それは、先輩と信頼関係ができているからですよ。私には無理です。信頼してずっときてくれて、怪我をさせても、気にしないでくれるような関係をつくるのは……」

「そんなことないわよ」

「そんなことあるんです。実際、井ノ原さん、私にはほとんど口をきいてくれないんです」

テーブルの上に、ポツリと涙が落ちた。続いて、鼻水がボタリと落ち、ヨダレが続いた。

堰を切ったように彼女は泣き出した。

「最初は、私にもそうだったわよ」蒼井はゆっくりと語りかけた。

「井ノ原さんだけじゃない。一般的にいうと、男性のほうが最初の壁は高いわ。年配の男性はさらに一段高いわね。でも、一度信頼関係を築くことができたら、逆にとても固い絆になるわ。それだけのことなのよ」

話ながら、蒼井は少し驚きを感じてきた。話していることは事実だが、これまで意識したことはなかった。紺野に教えよう、と思うから、言葉にする。言葉にすることで、再認識し、確認することができるのだ。

次から、初めて来院した年配の男性患者さんに対する緊張感が、少し和らぐ気がする。桃瀬がいっていた「教えることで学ぶことができる」とは、こういうことなのだろう。

「私には無理です」かたくなに、紺野は首を振った。

「自分にはそんな絆をつくることなんてできません」

「そんなことないって」

「辞めさせてほしいです」

蒼井はアイスティーを一口飲んだ。

どう説得すればいいのか、わからない。先日、桃瀬さんにもたずねたが、彼女の答えはきわめてシンプルだった。

「辞めたいなら辞めていいわ。ただ、今辞めれば、なにも学ばず、なにも得ることなく逃げることになるわよ。どうせどこかで働くつもりなら、うちで働いて、少しずつ勉強すればいいんじゃない？　もう学ぶことがなくなったから辞めたい、というのなら、今度は止めないわ」というのだそうだ。

少し迷って、蒼井は同じことをいってみた。

突き放した言い方に、紺野がさらに落ち込み、反発するのでは、と心配だったが、彼女はテーブルの上に視線を落としたままなにもいわなかった。

とりあえず、涙と鼻水、ヨダレの豪雨はやんでいた。

「本当に、私にできると思うんですか？」

「できるわよ」蒼井はいった。

「私だって何度も、辞めたい、無理って思ったのよ。今、紺野さんに私たちが要求していることは、そのとき私が求められていたことより、はるかに難しいし、大変だわ。だから、紺野さんが悩むのは当然かもしれない。

前に話したけど、同じように歯科衛生士によるマンツーマンのケアを大事にしている伊坂歯科医院でも、歯科衛生士が〝もう辞める〟と言い出すことはよくあるそうなの。私にいろんなことを教えてくれた、桃瀬さんという歯科衛生士さんは、真面目な人ほど、問題を真正面からとらえてしまうし、悩みが深いから〝辞める〟って言い出す率が高いんだって。でもそういう人ほど、乗り越えたときには、素晴らしいスタッフになるって桃瀬さんがいっていたわ。長年の経験からの言葉だから、本当のことだと思う。だから、頑張ってみて。それでダメなら、どうしても辛いと思うなら、そのときは止めないから」

紺野が顔を上げた。

しっかりコクッとうなずくと、鼻水がテーブルの上にボタッと落ちた。

★伊坂先生からのアドバイス⑧
【辞めたいと言い出すスタッフを大切にする】

この本で私が紹介している経営努力は、それなりに労力を要するものです。ただ歯科医院として治療やケアを行うだけではなく、その上を行く接遇や心くばりによって、患者さんからの信頼を得ることが求められるからです。

当然、スタッフにとっても、楽な仕事ではありません。他の歯科医院なら気にしなくていいこと、悩まなくていいことがたくさんあるのです。新人ではとくに、真面目な人材ほど、「求められること」と「できること」のギャップに悩み、時には自己嫌悪に陥ることが少なくありません。

先輩たちと同じようにできないことで、自身の能力や存在意義に大きなコンプレックスを持つようになるのです。また、そんな自分が担当することで、患者さんに迷惑をかけてしまう、と感じるスタッフも少なくありません。

少し大げさにいうなら、大半のスタッフが一度は「辞めたい」といいます。最初は私も驚いていましたが、最近では「ああ、またか」と思うようにしています。本書の中でも語っていますが、新人が一度は味わう通過儀式のようなもの、と考えるのです。この通過儀式をパスすると、スタッフは大きく成長し始めます。

とはいえ、大切なスタッフですから、日頃からなるべく早期に悩みを解決してあげることも必要です。

少し経験を積んだ先輩スタッフとバディ（相棒）を組ませるのも、適切な工夫です。バディシステムはダイビングなどで有名ですが、2人1組で何かを行うシステムです。新人と少し経験を積んだスタッフに、このバディを組ませることで、新人は早く現場に馴染むことができ、先輩スタッフは教育することによる再発見を体験できます。双方にとって、非常に有効なシステムなのです。

院長は教育係として直接的にかかわるより、そういったシステムを構築し、スタッフ間の交流を調整する監督者になったほうが、うまくいくことが多いものです。

第5章

チェックシートでスタッフの成長度を確認する

患者さんのタイプ別対応を指導する

翌日、蒼井はケアを始める前に紺野を呼んだ。

「今まで、ちゃんと教えてあげられなくてごめんなさい」

蒼井が謝ると、あわてて紺野がぺこりと頭を下げた。

「とんでもないです。いろいろ教えてもらって感謝しています」

「そのつもりだったけど、私のほうからちゃんといわないと、わからないことでも聞きにくいことがいっぱいあるわよね。だから、どんなことでもいいから、これからは質問してね。絶対に、面倒だとか思わないから」

「いいんですか？」

「もちろん。それも私の大切な仕事だから」

「あの、それならひとつ教えてほしいことがあります」

「なにかしら？」

「蒼井先輩は、患者さんによって、話し方を微妙に変えてますよね。どう話すのがいいか、どこで見分けているんですか？」

「そうねぇ」蒼井は考え込んだ。

とくに意識したことはないが、改めて質問されると、たしかに変えてはいるはずだ。

「大ざっぱにしか分類できないけど、年配の女性、年配の男性、若い女性、若い男性の4つのタイプに分類してみるとわかりやすいかもしれないわね」

紺野が白衣のポケットからメモを取り出し、真剣にメモをとる。

「最初に一番話をしやすいのは、年配の女性ね。お母さんとか、お祖母ちゃんみたいなイメージかしら。患者さんのほうから、よくお話ししてくれるし、けっこう内輪の話題もすぐに出てくるし」

「それは、自分も感じます」

「紺野さん、おばちゃんたちに、よく可愛がられているものね」

「はい。彼氏はできたかとか、よく聞かれるんです」

「で、どう答えるの？」

「信頼しあえる究極の男性には、いまだ巡り会っておりません、とお答えします」

蒼井は思わずクスクスと笑ってしまった。

「おかしいですか？」

「いいえ。ごめんなさい。ぜんぜんおかしくないわよ。紺野さんらしくて、すごく素敵だと思う」

「みなさん、そういってくださいます」

紺野は小鼻をふくらませ、小学生のように胸を張った。

「でも、年配の方に限らず、女性のいうことは、話半分に聞いておいたほうがいいわね」

蒼井はいった。

「最初からうち解けて、会話は弾みやすいけど、それでも本当に心を開いてくれているわけじゃないことが多いの。だから、その患者さんに対する接遇や治療とは無関係の、ちょっとした言葉や仕草で、信頼が傷ついてしまうことがあるわ」

「そ、そうなんですか」

「若い女性もそう。年齢が近いと、話題に困らないでしょう。ドラマの話、芸能人の話、音楽や外食のお店やゲームとか、どんなことでも楽に話せると思うの。でもやっぱり、ほんのささいなことで、女性は感じ方を変えてしまうから、注意が必要だわ」

「どんなことに、気をつけたらいいんでしょうか？」

「たとえば、説明ひとつでも、相手にわかるようにお話しすることが大切ね。患者さんによっては、知識のレベルも違うから、相手が理解できるように、患者さんごとに、その方の目線に立ってお話しするの。

これは女性に限らないんだけど、本当はわかっていなくても、わかっているふりをする患者さんはけっこう多いわ。聞き直すのが恥ずかしい、って思うのね。それに気づかないで説明を続けたら、バカにされたとか、ないがしろにされた、と思う方もいるわ。あるいは、費用のことを考えて、保険がきく金属のインレーを重点的にすすめたら、自分の見栄えがあまりよくないから、目立たないハイブリッドインレーを入れても意味がないと思ってすすめてくれないんだ、なんて考える方もいるわ。相手の理解力や心理状態、立場、いろんなことをしっかり考えてお話しをする必要があるの」

「女性は難しいですね」

ポツリといった紺野の口調が、村田によく似ていたので、蒼井は思わず吹き出しそうになった。奥歯で必死に笑いをかみ殺しながら答えた。

「そ、そうね。たしかに女性は難しいわ。入口のハードルは低いんだけど、どこまでいってもゴールがない感じね」

「ただ、男性の患者さんには、なにを話せばいいのか、わからないんです」

「男性の方は、最初は無口なことが多いのね。でも、一度信頼関係ができたら、あとは楽なのよ。本当にいろんなことをお話ししてくれるし、簡単に信頼は揺るがないから」

「でも、その最初が、どうすればいいのか……」

「話題はなんでもいいの。ごくごく普通に、涼しくなってきましたねとか、そろそろ紅葉の季節ですね、というのでいいわ。話すことで、まず紺野さんがどんな人か、相手に伝わるから。それをちゃんと理解した上でないと、男性は信頼してくれないの。

とくに年配の男性はそうね。最初はとっつきにくい感じがするけど、誰に対してでもそうなんだから、気にする必要はないわ。紺野さんの側から一生懸命アプローチしていたら、ある日いきなり変わるから。無口だった人が、突然いろんなことをおしゃべりするようになることが多いんだけど、その変わり方には驚かされるわよ」

「若い男性の方は、どう接すればいいのでしょうか？」

「基本的には、年配の男性ほど話しにくくはないわ。ただ、個人的な感情を持たれる方もいるから、その点は注意が必要ね」

「メルアドを聞かれたら、どうすればいいんですか？」

「あら、そんなことがあったの？」

「あ、いえ、少しだけです」

どぎまぎと赤面する紺野を、蒼井は笑顔でなだめた。

「いいのよ。それだけ紺野さんに人気がある、ってことだから。

医院によっては、そういう接触を禁止しているところが多いわね。医院の中で、男女間のトラブルが起きるのを防ぐためね。職場で知り合って、何度かデートしたけど、結局うまくいかなかったという場合に、医院まで乗り込んでこられて、大喧嘩なんてことも、時々あるから。うちの医院では、とくに規則をつくっていないけど、距離感には気をつける必要があるわね。いちおうタイプ別に大ざっぱな説明をしてみたけど、参考になった？」

「はい。とても」

「あと、タイプに関係なく、人とお話しするコツは3つあるわ。それは、話題の引き出しを持つこと、相手の話を聞くこと、相手の話を覚えておくことの3つね」

「話題の引き出しを持つ、というのは、どういうことですか？」

「紺野さんは新聞とっている？」

「あ、はい。というか、親と同居していますので、新聞は毎日うちに届きます」

「ちゃんと読んでいる？」

「時々ですが、大きな事件などの記事はいちおう……」

「できれば、時々じゃなくて、毎日ちゃんと読むといいわ。世の中のことをたくさん知っておくの。いろんなことに興味を持ち続けることが大切ね。多ければ多いほどいい。どんな話題になっても、お話しについていくことができるでしょう」

「コツの2番目に〝相手の話を聞く〟というのがありますけど、年配の男性とか、あまりお話しいただけない場合はどうすればいいんですか？」

「無理にお話しさせるのはよくないけど、適度に質問してみるといいわね。質問ばかりだと、尋問するのか、と機嫌を損ねる患者さんもいるから、まず自分のことを少しお話しして、それから関係することを聞いてみるの。

たとえば、秋になって涼しくなりましたね、という話題なら、〝私は寒がりだから、これから寒くなるのは苦手なんです〟というようなお話しをするの。それから〝患者さんは、どの季節が一番好きですか?〟と訊ねたら、自然に会話を続けられるでしょう。相手の身になって考えてみると、どんなふうに語りかけたらいいか、だんだんわかってくるわ」

紺野がうなずきながら「〝相手のお話を覚えておく〟、というのは、どういうことでしょうか?」と聞いてきた。

「これは少し難しいけど、とても大切なコツよ。お話ししたことがある患者さんなら、そのお話の内容をちゃんと覚えておくようにするの。たとえば、5月の母の日直後にこられて、娘さんからプレゼントをもらった、というお話をされたら、次回の9月にこられたときには〝お嬢さんはお元気ですか?〟と訊ねるの。

自分のことを覚えておいてもらえた、ということで、患者さんからの信頼は一気に厚くなるわ。もちろん、たくさんの患者さんの、すべてを覚えておくことはできないから、その日のうちにメモしておくといいわね。次回こられたときに、そのメモを読めば、思い出せるから。うちではその情報を、スタッフ全員で共有することにしているわ」

「でも、そういうの、少しズルいような気がします」

「本当は覚えていないのに、覚えているふりをするから? そうかもしれないわね。でも、それは許されるズルです。患者さんからの信頼を得られたら、治療情報をちゃんとお伝えしやすくなるでしょう。患者さんから見ても、会話まで覚えていてくれた歯科医院なら、治療内容もしっかり把握してくれているはず、と安心して治療を受けられるし」

患者さん接遇・応対チェックシート

① 患者さんに気づかいをさせないよう、心がけている
② 明るく活気のある態度で行動している
③ 患者さんに対して、親しみのある明るい表情で接している
④ 患者さんに対して、積極的に挨拶している
⑤ 患者さんの身になった気くばりをしている
⑥ 患者さんからの質問に対して、相手に理解しやすいよう説明できている
⑦ 患者さんからのお話しや疑問などは、ていねいに誠実に聞いている
⑧ 長くお待たせしている場合には、声をかけるなどの気づかいができている
⑨ 患者さんが、何でも気軽に訊ねやすい雰囲気を心がけている
⑩ 患者さんの年齢・性別・性格・症状・心理状態などを考慮して応対をしている
⑪ 患者さんのプライバシーを守るよう、細かな気くばりをしている
⑫ 患者さんに先入観を持たず、服装や持ち物などで、接し方を変えていない
⑬ 再来院された患者さんには、それを認識して挨拶している
⑭ 接遇・応対技術のスキルアップに努めている
⑮ 患者さんからの質問に答えられるよう、十分な知識や情報を持っている
⑯ 応対時以外も、常に見られている意識を持って行動している

「すごい！　すごいです！」

「あと、悩みそうになったら見てほしいチェックシートをつくってみたの。漠然と不安を持つより、何ができて、何が少し足りないのか、わかったら楽になるでしょう?」

蒼井は、パソコンでつくったチェックシートを手渡した（図表参照）。

「ありがとうございます！」受け取って、紺野がぺこりと頭を下げた。

「思いついたことを書いたから、たくさんあるけど」

「いいえ。助かります。具体的に書いていただくと、頑張らなければいけないポイントがハッキリわかって、かえって安心できます」

紺野と入れ替わりに、村田がやってきた。

「よくなってきたね、紺野君」

蒼井は自分が褒められたより嬉しくなった。

「ええ。素直なのが彼女の一番いいところです。教えたことをすぐに吸収してくれますから、これからもっともっと患者さんに信頼される歯科衛生士になると思います」

「ケアを充実させての経営再建は、どうやらうまくいきそうだな」

うなずきながらも、蒼井は少し不安を感じていた。

まだまだ紺野は、1人で実際のケアを担当していない。仮免許状態だ。

いざ、路上に1人で出たとき、はたして大丈夫なのか、蒼井は確信が持てない。

そんな彼女の不安を読み取ったように、村田がいった。

「また、伊坂先生のところに行くか?」

新人スタッフの成長を測るチェックシートとテストを行う

蒼井と村田が訪れると、伊坂はうんざりした顔を見せた。

「来るなら蒼井君1人でいいのに。よほど暇なんだな、村田ドクターは……」

机の上では、ムラタ4号がサッカーボールと格闘していた。モーターのうなりとともに足を上げ、小さなボールを蹴る。わずかに転がったボールを追いかけると、また蹴った。

「どうだ。ものすごい進化だろう」得意げに伊坂が指さした。

「片足でももう転ばない。しかもボールを自分で見つけて、追いかけるんだ」

「スゴイです！」思わず蒼井は手を叩いた。

最初に村田が見たときには、歩くのもやっとだったと聞いた。それが今では、ボールのところまで走っていって、コロコロとだが蹴るのだ。

「わかるか、蒼井君？」

「ええ。先生のご苦労がよくわかります」

「それに比べてどうだ。キミのところの村田先生には、感動のカケラもないようだぞ」

「そ、そんなことはないです。スゴイと思います」あわてて村田がいった。

「どこがどうスゴイ？」

「あの、先生の思い入れがスゴイです。〝這えば立て、立てば歩めの親心〟……って感じでしょうか。この先が楽しみですね」

「そうそう、来年にはJリーグにぜひ……って、そんなわけないだろう。どうもキミには蒼井君と違って、育成の楽しみがわからないようだ。育成には幾多の苦労があるから、楽しみも大きいのだよ」

伊坂の言葉は蒼井の胸にしみた。

「で、今日はなんだ？」

村田は「新しく雇ったスタッフのことで、ご相談がありまして」と切り出した。

「桃瀬さんに教えていただいたように接してきて、一定の成果は上がったと思います。先日はいきなり辞めたい、と言い出したので驚きましたが、それも乗り越えたようです。ただ、今の状態で独り立ちさせて、患者さんを担当させていいものか、不安もあるのです」

横から蒼井も言葉を足した。

「なにより、彼女自身、自分にできるかどうか、まだ不安を抱えていると思います」

伊坂は「運転免許と同じだよ」といい、「仮免の紺野君に免許を与えていいものか、判断できないわけだろう。だったら、教習所がやっているのと同じことをすればいい。キミは運転免許を持っているか？」と蒼井にたずねた。

「はい。持っています」

「教習所では、教習生の技量をどうやって判断していた？」

蒼井が免許を取ったのは、10年ほど前だった。何をどうしたか、それほど詳しく覚えてはいないが、たしか、基本的には教習のチェックシートにチェックを入れられ、仮免許取得などに際しては、テストがあったはずだ。

「そのチェックシートとテストだよ」伊坂がいった。

「漠然と〝やれそうかどうか〟を判断すると、勘に頼ることになる。判断する人間の技量や好き嫌いでブレがでるから、逆にチェックされる側も不安になる。チェックシートで、細かい項目について、できているかどうかの情報を判定者と新人が共有すれば、フェアで正確な判断ができる。さらにテストを行うことで、最終確認ができる、というわけだ」

「そんな簡単なことですか？」少し不満そうに村田がいった。

「じゃあ、このお茶を飲んでみるといい」少し前にスタッフが持ってきたお茶を伊坂がすすめた。村田と蒼井は湯飲みをとり、一口飲んだ。

（美味しい！）蒼井のお茶は、まろやかでうま味が濃い素晴らしい味わいだった。

「美味しいかね？」

伊坂に訊ねられて、村田は顔をしかめた。

「失礼ですけど、かなり渋くて苦いです」

伊坂はＡ４の用紙を１枚、村田に差し出した。

「これがお茶を入れるときのチェックシートだ」用紙には、５つの項目が並び、それぞれの上にチェックが入れてあった（図表参照）。

「すべての項目にチェックが入っているようですけど」

村田が首をかしげた。

「そのとおり。それは蒼井君が飲んだお茶のチェックシートだ」

「あの、美味しかったです、私がいただいたお茶は」

「村田ドクターが飲んだお茶のチェックシートはこれだ」

□ 水は軟水を使用した。
□ 茶葉は人数当たり茶さじに１杯を入れた。
□ お湯をまず茶碗に入れ、それからゆっくり急須に注いだ。
□ 茶葉が開くまで１分半待った。
□ 均等に回し注ぎ、最後の一滴まで注ぎきった。

伊坂が取り出したもう一枚のチェックシートは、「お湯をまず茶碗に入れ……」という項目にだけチェックがなかった。

「ボコボコに沸騰したお湯を、そのまま注いでみたんだ」と伊坂がいった。

憮然とする村田に、蒼井は自分の茶碗を差し出した。

「口をつけたもので申し訳ありませんけど、飲んでみてください」

一口飲んで、村田がうなった。「うまいな、これは」

「そうなんです。手順がひとつできていないだけで、こんなに違うんです」

「これを体感させるために、伊坂先生はわざと……?」

「もちろん違う」少しあわてたように、伊坂がいった。

「不味いお茶を飲ませたときの、キミの顔を見るのが楽しいからだ」

「またまた」

村田が笑うと、伊坂はそっぽを向いた。「なにが、またまた、だ」

「本当はとても優しいいい先生なんですよね、伊坂先生」

思わず、本音をもらして、蒼井はハッと口を閉じた。

そっぽを向いた伊坂は顔を真っ赤にしてプルプルと震えていた。

まるでタイミングをはかっていたかのように、桃瀬が院長室に顔を出した。

「ダメですよ、蒼井さん。先生はアマノジャクですから、優しいなんていわれると、どん

No.	チェック項目	日時	Check
1	業務記録（口腔内所見・コミュニケーションポイント）、リレーションシート（引き継ぎ表）、治療の流れの把握。		
2	チェア周りがきれいに片づき、次の準備ができてから、時間厳守で患者さんを呼び入れている。		
3	導入時、患者さんの顔を見て、明るい声と優しい表情でお名前をフルネームで呼ぶ。		
4	予約時間を少しでもお待たせしたり、予約時間より早めにきて待っておられた患者さんには「お待たせしました」と告げる。		
5	「おはようございます」「こんにちわ」などの後には、必ずお天気の話など、第二フレーズをつける。		

（以下、省略）

なひどい悪戯を思いつくことか……」

伊坂は聞こえないふりをして、熱心に「一人サッカー」中のロボットを観察していた。

「先生、うちのチェックシートですけど、これをお渡ししていいんですね？」

「なにをいっているのか知らんが、桃瀬くんが渡したいものがあるなら、渡してやればいいだろう」

クスクス笑いながら、桃瀬は一組のシートを蒼井に手渡した。

「じゃあ、私の勝手な思いつきですけど、これが当院で新人のチェックに使っているシートです。よかったら、参考にしてください」

蒼井はシートに目を落とした。チェックすべき項目と、チェックした日時やチェックボックスが記載された表である。（図表参照）

そこには、注意すべき点として40以上もの項目が並んでいた。

「スゴイです！」思わず、蒼井は声を上げた。

「けっこう細かいでしょう」桃瀬がいう。

「それをある程度ちゃんとクリアできたら、こんな感じで最終試験をするの」

また一組のシートを取り出すと、彼女は蒼井に手渡した。テストの内容はシンプルなものだったが、蒼井はその内容に驚いた。

「スゴイです、これも！」蒼井は感嘆の声を上げた。実際にスタッフの一員として働く上で、必要不可欠な知識がしっかり盛り込まれている。

数ヵ月の試用期間にこれを習得できないとしたら、採用を見送るべきだろう。

さらに、テスト用紙のヘッドには「伊坂歯科医院本採用に際し、最終試験を行います。ぜひ合格して、伊坂エンジェルズの一員になってください。頑張ってくださいね！」というメッセージが記されていた。

スタッフに対しても発揮されるこの気配りが、伊坂歯科医院の真骨頂なのだろう。

「必要な知識は、もちろんそれぞれの現場で違うから、蒼井さんなりに自分の職場に合ったものをつくるといいわ」桃瀬がいった。「それは参考程度に考えてね」

「ありがとうございます」蒼井は深々と頭を下げた。

紺野なら、きっとチェックシートをクリアし、テストにもパスしてくれるはずだ。

それができたら、本人も自信を持って仕事に励むことができるだろう。

★伊坂先生からのアドバイス⑨

【チェックシートとテストで客観的な検証を】

スタッフの採用に際して、同じスタッフに判断させるほうがいいとお教えしました。女性ならではの目と勘、それに好き嫌いも重要な要素だからです。この選別をパスしない候補者は、優れているように思えても、後でトラブルの種になる確率が非常に高いのです。

ただ、ここでは仮採用にとどめ、本採用に当たっては、客観的なチェックとテストを行うことをおすすめします。

3ヵ月程度の試用期間で、どれだけの知識を吸収し、伸びるか、個人差は大きいのです。客観的なチェックとテストによって、不適なスタッフを排除しなければ、患者さんに迷惑をかけるだけでなく、既存のスタッフにも負担をかけることになってしまいます。

このチェックやテストを行うことで、研修中の新人スタッフも、再度自分の技量や知識レベルを見直し、足りないものが何なのか、気づくことができるというメリットもあります。

●エピローグ――サービス業としての完成型を目指して

閉院後のミーティングで、蒼井が紺野の「合格」を発表した。

伊坂歯科医院からもらったチェックシートとテストを、蒼井なりにアレンジして、紺野の業務をチェックしたという。その結果、いくつか改善点はあるものの、十分戦力としてやっていけるだけの力を示した、ということだった。

発表しながら、蒼井はポロポロと涙をこぼした。

紺野の泣き方はさらにものすごく、まさに号泣だった。

つられて緑川が泣き出し、赤坂が目頭を押さえた。白石ですら鼻をすする様子を目にして、村田はギュッと奥歯を噛みしめながら、拍手した。

「おめでとう、紺野君。よく頑張って、研修に励んでくれたね」

「な、何度も、じ、自分には、む、無理って、思いました」

子どものように泣きじゃくりながら、紺野がいった。

「よ、よく頑張ったよ」村田の涙腺もついに決壊した。ドバドバとこぼれ落ちる涙に、むせびながら、手が痛くなるほど拍手する。スタッフ全員が同じように手を叩き、盛大に涙を流した。

だが事件は、その翌日に勃発した。

むし歯治療を終えた患者さんが、いきなり怒鳴り始めたのだ。

「どういうことだよ！　バカにしているのか、俺のこと！」

30代の男性患者さんで、松尾さんだった。美容師をしているとかで、歯のケアにはずいぶん几帳面な患者さんだ。

「なにか、お気に障ることがございましたでしょうか？」

受付で赤坂が必死になだめたが、患者さんの激昂は収まらなかった。

「なにかじゃないだろう！　信頼して、ケアを受けていたのに、なんの謝罪もないのか？　もういい！　二度とこんな所にはこないからな！」

意味がわからず、なんとか話をさせようとする赤坂に治療代を叩きつけると、患者さんは帰ってしまった。

ミーティングではもちろん、その件がメインのテーマになった。

「なにが問題だったんでしょう？」途方に暮れながら、赤坂がいった。

「単に機嫌が悪い日だったんじゃないですか」と緑川。

「でも、信頼してケアを受けたのに、とおっしゃっていました」

メモを見ながら、紺野がいった。騒ぎの中、紺野は冷静にメモをとっていたらしい。

「松尾さんのケアは私が担当しています」蒼井がうつむいた。

「信頼関係を築けていなかった私の責任だと思いますので、明日、お電話してみます」

「ふむ」村田は腕を組んで考え込んだ。「だけど今日は、治療にきたわけで、それで怒り出してしまったのだから、ボクの対応に問題があったのかもしれない」

「思い当たることはないんですか？」

赤坂にたずねられて、村田は首を横に振った。

「ないよ。今日はごく普通にむし歯の状態を撮影しただけだ。その後、ちゃんとレントゲンを見せて、少し悪い状態になっているから、次回は削って充填することになる、と説明した。痛いことも、なにもなかったはずだよ」

「そもそも、松尾さんって、どんな方なんです？」と赤坂が聞く。

「生真面目でおしゃれな方です」蒼井が答えた。

「ケアも定期的にきてくださいますし、予約をキャンセルされたこともありません。ブラッシングなんかも、私が一度お教えしたら、1日に三度、そのとおりにしっかり磨いておられたようです。仕事柄、見栄えも大切だから、とすごく歯を大切にしておられました」

「いい患者さんよね」赤坂が首をかしげた。

スタッフ全員が、無言で考え込む。

（このまま答えが出ないのはまずい）

村田は思った。全員が接遇に高い意識を持とうとしている時期である。わけもわからず患者さんにキレられたというのでは、患者さんを大切にしよう、という思いも揺らぎかねない。

悩んでいてもしかたないので、伊坂に電話することにした。

困ったときの伊坂頼み。転ばぬ先の伊坂である。

「すみません、今、お時間よろしいでしょうか？」

村田が訊ねると、伊坂は電話越しにチッと舌を鳴らした。

「なんだ？　これからムラタ４号にチーズオムレツの作り方を教えようと思っていたのに……」

「そ、そんなことができるようになったんですか？」

「ならないよ。現実に起こりうることと、そうでないことくらい、見分けたまえ」

「その件ですが、実は起こりそうにないことが、今日、医院で起きたんです。お知恵を拝借できますか」

「お、もしかして密室殺人とか？　それならこの伊坂がズバッと解決してやるぞ」

「あ、いえ、そうではなくて……」村田はかいつまんで、状況を説明した。

しばし沈黙して、伊坂が笑った。

「まあ、その松尾さんがキレたのも無理はないな」

「え？　先生には理由がわかったんですか？」

「簡単だよ。まずかったのは、キミの対応だ。というか、蒼井君との連携が足りなかった、というべきかな」

村田は電話をスピーカーホンに切り替え、スタッフ全員が聞き取れるようにした。

「連携が足りなかった、というのは？」

「患者さんの気持ちになってみるとよくわかる。まず、歯を大切にしたいから、ケアを頑張っていたんだ。磨き方もちゃんとしていたから、蒼井君もそれを褒めただろう。ケアの大切さを教えられ、それができていることを確認してもらったら、患者さんは〝これで大丈夫！〟と考えるようになる。

それなのに、むし歯になってしまったわけだ。状態を説明するときに、キミは悪い状態だと告げただけだ。〝ちゃんとケアしてきたのに、なぜこうなったのか？〟という松尾さんの気持ちには、いっさい配慮しなかった。だから、松尾さんにしたら騙されたような気がしたわけだ」

「な、なるほど」いわれてみれば、村田にもその心情はわかった。

「だったら、どうすればよかったんですか？」

「そいつは自分で考えるんだな。これからムラタ4号に根充を教えなきゃならないんでね」

「え？　そんなことが……」

思わず村田が問い返しかけた瞬間、電話が切れた。

「スゴイねぇ、伊坂先生。名探偵ですねぇ」緑川がパチパチと拍手した。

「たしかにそうだな」村田もうなずいた。

「原因はわかったけど、それならどうすればよかったと思う？」

「あの、いいですか？」紺野が手を上げた。

「いいよ。思いついたことがあるなら、ドンドンいってみて」

「ケアが無意味だったわけはない、と思うんです。ですから、ちゃんと歯のケアをしてきたから、むし歯の程度が軽くてすんだことを、しっかりお伝えすればよかったのではないでしょうか？」

「そのとおりだ。やはりボクに配慮がなかったな」

「私のせいでもあります」蒼井が横から口をはさんだ。

「松尾さんがどんな人で、どんなに歯を大切にしているか、先生にちゃんとお伝えしていたら、先生も気をつけることができた、と思いますから」

「要するに、連携がまだまだ足りない、ということね」赤坂がいった。

村田はうなずいた。

歯科医院にそこまでの配慮が必要か、とはもう思わない。患者さんに気持ちよく来院してもらうことで、地域の健康を守る、という使命があるのだ。

サービス業としての完成型を目指すためには、細部を磨き上げていくことが必要だ。毎日コツコツ、自分たちで。だからこそ、伊坂はどうすればいいか、教えてくれなかったのだろう。考え、話し合い、理解を共有する、そんな作業のスタートを切らせるために。

今度こそ、村田歯科医院は成功する。

確信して、村田はスタッフの顔を見わたした。

★伊坂先生からのアドバイス⑩

【サービスの完成型は追求し続けるもの】


長いストーリーをお読みいただき、ありがとうございました。

本書の内容をごくかいつまんで紹介すると、「サービス業としての完成度を高めることでケアを増やし、歯科医院経営を安定させる」というものになります。

実にシンプルです。ただ、その実現過程は複雑であり、多様な努力を要します。成功している、とされている私の医院ですら、完成型には至っていない、と考えています。いえ、正確にいうと、完成型にはたどり着かないだろう、とわかっています。それは追求すべきものであって、到達するものではないからです。日々、検証し、反省し、話し合う中で、熟成されていくもの、完成に近づくもの、なのです。

歯科医師になってよかった、と私は心の底から実感しています。

患者さんたちの健康を守る医療活動を行いながら、さらに経営者としても、さまざまな研鑽を積み、自身で工夫を重ね、医院の変化を楽しむことができるからです。

医療従事者でありながら、経営者。

このような楽しみを持つ職種は他にあまりないでしょう。

この本を手にして、ここまで読んでこられた方の中には、少し経営が不安定な歯科医院のドクターもいるでしょう。でも、その今を楽しんでみてください。改善すべきこと、考えること、学ぶことがまだまだたくさんある——それを喜びだと考えるのは、とても簡単なことです。

そして、みなさんの歯科医院が、多くの方の健康を守る拠点として、しっかり繁栄し続けることを願ってやみません。

なお、出版にあたり、惜しみない協力をしてくれた坂井歯科医院の坂井エンジェルズの諸君と、重要なストーリーのヒントを、大変多くの時間をかけて提示してくれたＤＨチーフの辻　信子氏に心から感謝します。

●おわりに

最後までお読みいただきありがとうございます。

現在、私たちの歯科業界を取り巻く環境は日々変化しており、常に危機意識を持って、医院経営を行うことが求められています。一昔前までは、歯科医院の経営において、数字の分析などまったく必要ありませんでした。なぜなら、点数も高く、1医院当たりの患者数も多かったからです。

しかし、年々開業するドクターの数が増え、同じ診療をしていても点数が減っている現在、しっかりと自分の医院の現状を把握し（平時の定量分析）、常に改善点を見つけ（改善の定量分析）、それと同時に、予期せぬ出来事が起きたときに、それに対処する問題解決能力（有事の定量分析）を身につける必要性が出てきました。

たとえば、2008年9月に起こったリーマンショックは、100年に一度の世界同時株安といわれており、また2011年3月に東北地方をおそった大震災は、1000年に一度の大災害といわれています。定量分析的にいえば、私たちが生きている間に、このような大惨事が二度も起こる確率は非常に少ないのですが、しかし、今後はこのような事態を想定しながら、医院経営を行っていかなければならないのです。

今回のテーマでもあります「３つの定量分析」を行う力を身につけ、ケアを中心としたクライアントベースの診療が実現すれば、きっとこれからの激動の世の中を渡っていけると私は信じています。

今回の災害で私たちは、「働き方」を超えた「生き方」を問われているように思います。自分のためではなく、自分の大切な人のために、いったい何ができるのか。私たちはみな一生の間に、世間が期待する、あるいは求める、あるいは必要とするよりも、ずっと多くのことができないでしょうか。私はきっとできると思います。

なお、坂井先生との話し合いの結果、今回の出版でいただきます印税は、東日本大震災の被災地に全額寄付をさせていただくことを決めました。今回の災害は、たしかに復興までに時間がかかり、大変な事態だとは思いますが、みんなで力を合わせることで、必ずこの試練を乗り切れると私は信じています。

私たちの現在の活動が、ひとりでも多くのドクターを元気にし、医院に利益を残し、納税という形を通じて社会に貢献できるよう、これからもクライアントさんの最高のパートナーとして一緒に走り続けることを約束し、筆を置きたいと思います。

平成23年９月10日

デンタルクリニック会計事務所
代表税理士　山下　剛史

●著者のプロフィール

山下　剛史（やました　たけし）
1976年8月3日生まれ。デンタルクリニック会計事務所代表税理士。大手税理士法人・医療系コンサルティング会社を経て現在に至る。税理士、ファイナンシャルプランナー（ＣＦＰ®）。とくに節税・キャッシュフロー改善コンサルティング、院長個人の資産運用コンサルティング（平均利回り７％以上の実績）を得意とし、財務コンサルタントとして関西や東京を中心に活躍中。クライアントには、開業して間もない30～40代のやる気にあふれた先生、すでに成功しているがもっと医院の数字を改善していきたいという経営意欲の高い先生が多く、2009年現在90％以上のクライアントが毎年増収を達成している。
主な著書に『利益を出す経営の極意』『キャッシュ最大化計画』『あなたの歯科医院を90日で成功させる』（共）（各クインテッセンス出版）などがある。

◆連絡先
デンタルクリニック会計事務所
【大阪】〒530-0057　大阪市北区曾根崎2-5-10　梅田パシフィックビル９階
TEL　06-6948-6140
【東京】〒104-0061　東京都中央区銀座6-6-1　銀座風月堂ビル５Ｆ
TEL　03-5537-6209
http://www.dentax.jp　　e-mail　yamasita@dentalkaikei.com

坂井　秀明（さかい　ひであき）
1956年1月6日生まれ。福岡歯科大学卒。1982年7月に坂井歯科医院を開業。2004年7月にリニューアルして現在の医院に至る。予防を中心とした歯科医院経営を確立させ、メンテナンスのクライアントは2011年現在3000名以上。毎年、そのノウハウを各地で講演し、予防の他、自費率アップ、スタッフ育成など、その独自の成功ノウハウには定評がある。エキスパデント、姿勢咬合医セミナー、Ken’ｓホワイトニング各講師。日本歯科経営協会主任講師。全国歯科インプラント連盟理事・同認定医。日本口腔インプラント学会、日本歯科先端技術研究所、日本歯周病学会所属。
主な著書に『知っておきたい「最新歯科医療」』『しっかり噛める入れ歯のつくり方』（各現代書林）『ドクター育成カリキュラム』（第一出版）『入れ歯で悩む時代は終わりました』『治療前に読む本』『わかるインプラント治療』（各ライフウエル社）『あなたの歯科医院を90日で成功させる』（共）（クインテッセンス出版）がある。

◆連絡先
医療法人育歩会　坂井歯科医院
〒572-0084　大阪府寝屋川市香里南之町16-15
TEL　072-834-6480
http://www.6480.tv
http://www.happy-smile.com（㈲日本歯科経営協会）

読者限定特典！ **特別レポートプレゼント中！**

◆著者からあなたへのプレゼント

「本書でご紹介した内容をより具体的に知りたい」という先生のために、坂井・山下の対談をまとめたレポート、**「スタッフ主導の医院を作る方法」**をＰＤＦファイルにてプレゼントいたします。これを読んでいただければ、より具体的にスタッフ主導の医院を作る方法がわかります。

本誌ではボリュームの関係上、書くことができなかったノウハウをぜひ無料でダウンロードしてください!!

無料レポートの内容

☑ スタッフ主導の歯科医院を作る秘訣は？
☑ 坂井歯科医院ではどのようにスタッフ教育を行っているのか？
☑ どうすれば「できる」幹部スタッフが育つのか？
☑ スタッフと院長の距離感とは？
☑ 効果的なミーティング方法
☑ 坂井歯科医院で実際に使っているチェックリストとは？
☑ 継続率と移行率はどのようにして集計すればよいのか？

※この無料レポートは予告なく変更・終了することがありますので、ご了承ください。

お申込みは簡単です。今すぐ次のＵＲＬにアクセスしてください。

http://www.dentax.jp/tokuten2011

〔歯科医院経営実践マニュアル〕
スタッフのヤル気が歯科医院を発展させる

2011年11月10日　第１版第１刷発行

著　　者　山下《やました》　剛史《たけし》／坂井《さかい》　秀明《ひであき》

発 行 人　佐々木一高

発 行 所　クインテッセンス出版株式会社
東京都文京区本郷３丁目２番６号　〒113-0033
クイントハウスビル　電話(03)5842-2270(代　表)
(03)5842-2272(営業部)
(03)5842-2280(編集部)
web page address　http://www.quint-j.co.jp/

印刷・製本　サン美術印刷株式会社

ISBN978-4-7812-0228-0　C3047

定価はカバーに表示してあります